三訂 臨床栄養学実習

フローチャートで学ぶ臨床栄養管理

中村富予・植田福裕　編著

石澤美保子・井尻吉信・伊藤美穂子・鎌田由香・竹山育子
中西直子・藤村真依・房　晴美・矢野真友美　共著

建帛社
KENPAKUSHA

は じ め に

　新型コロナウイルス感染症の影響を受けて，医療も教育現場も大きく様変わりした。その中，令和4年度診療報酬改定では，入院栄養管理体制加算が新設され，病棟における栄養管理体制が評価されるようになった。また，周術期栄養管理実施加算も新設された。令和3年度介護報酬改定では，栄養ケア・マネジメントの重要性が理解され，管理栄養士の活躍の場が広がる内容となった。このようにチーム医療が推進され，医療・介護分野における管理栄養士の役割にますます期待が寄せられている。

　本書の初版は，2011年に中村と高岸和子先生の編著で刊行された。その後，2014年に改訂版，2016年に改訂第2版としてきた。今回，上記のことを踏まえ，多職種連携の中で栄養管理を行うという視点で，編著者も改め，さらなる改訂を試みた。

　今般の三訂にあたっては，動画の導入による内容の強化を試みた。栄養アセスメントの箇所では，医師，看護師などの他職種や専門管理栄養士などから，症例について知っておくべき基礎知識を動画で教えていただけるようになっている。在宅療養者の食生活支援では，在宅訪問栄養食事指導の実際を視聴することにより，理解が深まるようにした。実際のミールラウンドの動画では摂食状況について検討できる。なお，一般的な動画は公開（QRコードを掲載）しているが，実際の患者の動画は本書を教科書として採用いただいた先生方への補足資料として限定公開のうえ，視聴できるようにした。また，食事調査に関しては，喫食率の把握ができるようにした。症例検討では，ライフステージ別の症例を新たに導入した。

　前回の改訂で，（公社）日本栄養士会が導入した栄養ケアプロセスを実習に取り入れた。しかし，臨地実習の病院では，栄養ケア・マネジメントシステムを基本としていることが圧倒的に多いのが現状である。そのため，実際の栄養スクリーニングから栄養管理計画書作成，症例検討は前回と同様，栄養ケア・マネジメントシステムを基本とした。

　まず，実習1で，医療現場で働く上で必要な医療倫理について説明し，守秘義務誓約書を取り交わすことを実習に取り入れ，職業倫理を考える機会を設けた。フィジカルアセスメントに関しては，実際の患者のアセスメントの様子を動画で見られるようにした。

　実習1〜3では，栄養アセスメントの指標である臨床診査，臨床検査，身体計測，栄養・食事調査の実施方法，実習4では，栄養ケアプランの栄養補給法，実習5で，今まで学んだ栄養アセスメントをもとに栄養管理計画書作成ができるように構成した。実習6は，初期計画のモニタリングを実施するのに不可欠となる病棟訪問を想定した症例検討とした。実習7では，症例検討をもとに栄養診断にもとづいた管理計画（栄養介入）を作成できるようにした。実習8〜10では，実際の症例をもとにした課題症例を取り上げ，栄養管理計画書作成，症例検討，管理計画が作成できるようにした。実習11では，在宅療養者の栄養支援，実習12では，咀嚼・嚥下障害者の栄養管理についての実習を取り入れた。

　さまざまな課題症例の栄養ケアを学生同士が相談しながら考え，結論を導き出し，発表し，ディスカッションする場を実習の中に設けていただきたい。このテキストを用いて，学生が，疾患別・ライフステージ別の栄養アセスメントのポイントを的確に評価し，栄養ケアを実践できる能力を身につけ，栄養管理ができるようになることを，編著者一同願っている。

　2022年10月

編著者　中村富予・植田福裕

臨床栄養学実習ナビ

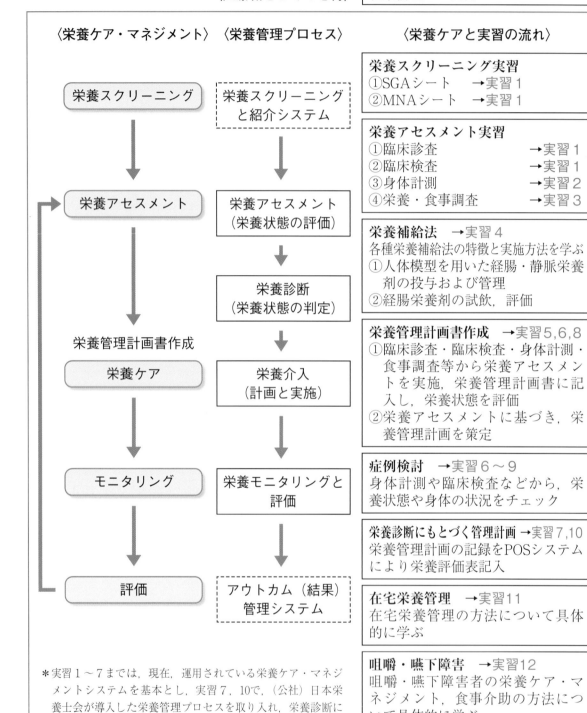

〈医療職としての心得〉 職業倫理 →実習1

〈栄養ケア・マネジメント〉〈栄養管理プロセス〉 〈栄養ケアと実習の流れ〉

栄養スクリーニング ← → 栄養スクリーニングと紹介システム

栄養スクリーニング実習
①SGAシート →実習1
②MNAシート →実習1

栄養アセスメント ← → 栄養アセスメント（栄養状態の評価）

栄養アセスメント実習
①臨床診査 →実習1
②臨床検査 →実習1
③身体計測 →実習2
④栄養・食事調査 →実習3

栄養診断（栄養状態の判定）

栄養補給法 →実習4
各種栄養補給法の特徴と実施方法を学ぶ
①人体模型を用いた経腸・静脈栄養剤の投与および管理
②経腸栄養剤の試飲，評価

栄養管理計画書作成
栄養ケア ← → 栄養介入（計画と実施）

栄養管理計画書作成 →実習5,6,8
①臨床診査・臨床検査・身体計測・食事調査等から栄養アセスメントを実施，栄養管理計画書に記入し，栄養状態を評価
②栄養アセスメントに基づき，栄養管理計画を策定

モニタリング ← → 栄養モニタリングと評価

症例検討 →実習6〜9
身体計測や臨床検査などから，栄養状態や身体の状況をチェック

栄養診断にもとづく管理計画 →実習7,10
栄養管理計画の記録をPOSシステムにより栄養評価表記入

評価 ← → アウトカム（結果）管理システム

在宅栄養管理 →実習11
在宅栄養管理の方法について具体的に学ぶ

咀嚼・嚥下障害 →実習12
咀嚼・嚥下障害者の栄養ケア・マネジメント，食事介助の方法について具体的に学ぶ

＊実習1〜7までは，現在，運用されている栄養ケア・マネジメントシステムを基本とし，実習7，10で，（公社）日本栄養士会が導入した栄養管理プロセスを取り入れ，栄養診断にもとづいた管理計画（栄養介入）を策定できるようにした。

目　次

実習10　栄養診断にもとづいた管理計画（栄養介入）の作成（各種課題症例）　99

実習11　在宅療養者の食生活支援　100

実習12　咀嚼・嚥下障害者の栄養管理　107

資　料

略語一覧

略　語	日　本　語	ス　ペ　ル
ABW	入院時体重	admission body weight
AC	上腕周囲長	arm circumference
ADL	日常生活動作	activities of daily living
AI	活動係数	activity index
AI	動脈硬化指数	atherogenic index
ALP	アルカリフォスファターゼ	alkaline phosphatase
ALT	アラニントランスアミナーゼ	alanine transaminase
AMA	上腕筋面積	arm muscle area
AMC	上腕筋囲	arm muscle circumference
AST	アスパラギン酸トランスアミナーゼ	aspartate transaminase
Alb	アルブミン	albumin
BCAA	分岐鎖アミノ酸	branched chain amino acids
BEE	基礎代謝量	basal energy expenditure
BMI	体格指数	body mass index
BNP	脳性ナトリウム利尿ポリペプチド	brain natriuretic peptide
BUN	血中尿素窒素	blood urea nitrogen
BW	体重	body weight
Ba	好塩基球	basophil
C(CHO)	炭水化物	carbohydrate
C(Cho)	コレステロール	cholesterol
C/N	C/N比（炭素率）	carbon to nitrogen ratio
CC	下腿周囲長	calf circumference
COPD	慢性閉塞性肺疾患	chronic obstructive pulmonary disease
CRP	C反応性たんぱく	C reactive protein
ChE	コリンエステラーゼ	cholinesterase
Cre	クレアチニン	creatinine
DF	食物繊維	dietary fiber
ED	成分栄養	elemental diet
En	エネルギー	energy
Eo	好酸球	eosinophil
FOB	便潜血	fecal occult blood
FPG	空腹時血漿グルコース	fasting plasma glucose
GFR	糸球体濾過量	glomerular filtration rate
GGT	γ-グルタミルトランスペプチダーゼ	gamma-glutamyl transpeptidase
HBE	ハリス-ベネディクトの式	Harris-Benedict equation
HDL	高比重リポたんぱく	high density lipoprotein
HT	身長	height
Hb	ヘモグロビン	hemoglobin
HbA1c	ヘモグロビンA1c	hemoglobin A1c
Ht	ヘマトクリット値	hematocrit
IBW	理想体重	ideal body weight
IRI	インスリン	immunoreactive insulin
KH	膝高	knee height
LBM	除脂肪体重	lean body mass
LDH	乳酸脱水素酵素	lactate dehydrogenase
LDL	低比重リポたんぱく	low density lipoprotein
Lym	リンパ球	lymphocyte

略　語	日　本　語	ス　ペ　ル
MCH	平均赤血球ヘモグロビン量	mean corpuscular hemoglobin
MCHC	平均赤血球ヘモグロビン濃度	mean corpuscular hemoglobin concentration
MCV	平均赤血球容積	mean corpuscular volume
Mono	単球	monocyte
NB	窒素バランス	nitrogen balance
NCM	栄養ケア・マネジメント	nutrition care management
NCP	栄養管理プロセス	nutrition care process
NPC/N	非たんぱくカロリー／窒素比	non protein calorie / nitrogen
NST	栄養サポートチーム	nutrition support team
Neut	好中球	neutrophil
P(Prot)	たんぱく質	protein
PAL	身体活動レベル	physical activity level
PCI	経皮的冠動脈形成術	percutaneous coronary intervention
PEG	経皮内視鏡的胃瘻造設術	percutaneous endoscopic gastrostomy
POS	問題志向型システム	problem-oriented system
PPN	末梢静脈栄養	peripheral parenteral nutrition
PT	理学療法士	physical therapist
PTT	プロトロンビン時間	prothrombin time
Plt	血小板（数）	platelet
RBC	赤血球（数）	red blood cell
RBE	生物学的効果比	relative biological effectiveness
RQ	呼吸商	respiratory quotient
SGA	主観的包括的評価	subjective global assessment
SI	ストレス係数	stress index
SSF	肩甲骨下部皮下脂肪厚	subscapular skinfold thickness
ST	言語聴覚士	speech-language-hearing therapist
Seg	分葉核球	segmented neutrophil
Stab	桿状核球	stab cell
T-Cho	総コレステロール	total cholesterol
T-Bil	総ビリルビン	total bilirubin
TBW	体内総水分	total body water
TEE	総エネルギー消費量	total energy expenditure
TG	中性脂肪，トリグリセライド	triglyceride
TIBC	総鉄結合能	total iron binding capacity
TLC	総リンパ球数	total lymphocyte count
TP	総たんぱく質	total protein
TPN	中心(完全)静脈栄養	total parenteral nutrition
TSF	上腕三頭筋部皮下脂肪厚	triceps skinfold thickness
TTR	トランスサイレチン	transthyretin
Tf	トランスフェリン	transferrin
UA	尿酸	uric acid
UBW	通常（健常，平常）時体重	usual body weight
UIBC	不飽和鉄結合能	unsaturated iron binding capacity
WBC	白血球（数）	white blood cell
%CHI	クレアチニン身長係数	percentage of creatinine height index

実習1　栄養スクリーニングと栄養アセスメント

目的
1）臨床栄養学実習にあたって，最初に職業倫理について考える。
2）臨床情報の収集について知る。
3）栄養スクリーニングについて知る。

実施項目
1）守秘義務
2）臨床情報の収集
3）患者への問診
4）栄養スクリーニング（課題症例①）：SGAシート，MNAシート
5）臨床検査

準備
守秘義務誓約書（用紙1-1），SGAシート（用紙1-2），MNAシート（用紙1-3）

手順

実習の目的
シラバス（10分）

↓

職業倫理
守秘義務（10分）　　☞ p.2　　用紙1-1（守秘義務）

↓

栄養管理計画（5分）　　☞ p.3

↓

医療情報の収集
患者への問診
栄養スクリーニング（60分）　　☞ p.4　　用紙1-2（SGAシート）　　課題症例① p.6

↓

臨床検査（20分）　　☞ p.5　　用紙1-3（MNAシート）　　課題症例① p.6

↓

発表・検討（20分）

↓

講評（10分）

実施1-1 ▶ **職業倫理**

① 職業倫理について理解する。
② 守秘義務を守ることの大切さを理解する。
③ 守秘義務誓約書に記入する（用紙1-1）。

1．倫　理

倫理とは，道徳の規範となる原理である。

> • 社会で成員相互間の行為を規制するもの：法律，道徳
> • 法律（外面的強制力を伴うもの）
> • 道徳：人の踏み行うべき道（内面的なもの）

2．職業倫理

　職業倫理とは，専門職がある専門領域において特別の知識や技術を有し，その実践を社会的に許容され，それを職業とする職業人の倫理である。

3．管理栄養士・栄養士の職業倫理

　仕事をする上で人間の道に反することを決して行わないとするのが職業倫理であり，管理栄養士・栄養士として，職業倫理の倫理上大切な項目を組織として要約して列挙したものが管理栄養士・栄養士倫理綱領である（表1-1）。

表1-1　管理栄養士・栄養士倫理綱領

制定　平成14年4月27日
改訂　平成26年6月23日

　本倫理綱領は，すべての人びとの「自己実現をめざし，健やかによりよく生きる」とのニーズに応え，管理栄養士・栄養士が，「栄養の指導」を実践する専門職として使命と責務を自覚し，その職能の発揮に努めることを社会に対して明示するものである。

1．管理栄養士・栄養士は，保健，医療，福祉及び教育等の分野において，専門職として，この職業の尊厳と責任を自覚し，科学的根拠に裏づけられかつ高度な技術をもって行う「栄養の指導」を実践し，公衆衛生の向上に尽くす。

2．管理栄養士・栄養士は，人びとの人権・人格を尊重し，良心と愛情をもって接するとともに，「栄養の指導」についてよく説明し，信頼を得るように努める。また，互いに尊敬し，同僚及び他の関係者とともに協働してすべての人びとのニーズに応える。

3．管理栄養士・栄養士は，その免許によって「栄養の指導」を実践する権限を与えられた者であり，法規範の遵守及び法秩序の形成に努め，常に自らを律し，職能の発揮に努める。また，生涯にわたり高い知識と技術の水準を維持・向上するよう積極的に研鑽し，人格を高める。

実施1-2　栄養ケア・マネジメント

① 栄養ケア・マネジメントについて理解する。

1．栄養ケア・マネジメント

栄養ケア・マネジメント（Nutrition Care Management：NCM）とは，病棟やベッドサイドにおいて，人体の栄養状態を的確に評価・判定（栄養アセスメント）し，身体の状態に見合った適切な栄養補給を行い，栄養状態を改善することにより，疾病を治癒することである。チーム医療の中でこのシステムを確立することが大切である。

栄養スクリーニングは，基本的患者情報，入院時栄養状態に関するリスク病態を評価し，SGAシート等に基づき栄養介入が必要であるか否かを決定する（BMI，体重の変化，食物摂取の変化，消化器症状等）。

栄養アセスメントは，臨床診査，臨床検査，身体計測値，栄養素等摂取量の4つの栄養パラメータから栄養状態を総合的に評価，判定する。栄養管理は，低栄養リスクの有無によりフォローアップ計画を作成する。

栄養管理計画書は，栄養管理目標，栄養補給量や方法，食事内容，留意事項，栄養・食事指導計画などを作成する（図1-1参照）。

モニタリングでは，食事摂取状況，健康状態・栄養状態の再評価・判定を行い，改善がみられない場合には，栄養ケアプランの実施状況確認・検討を行う。

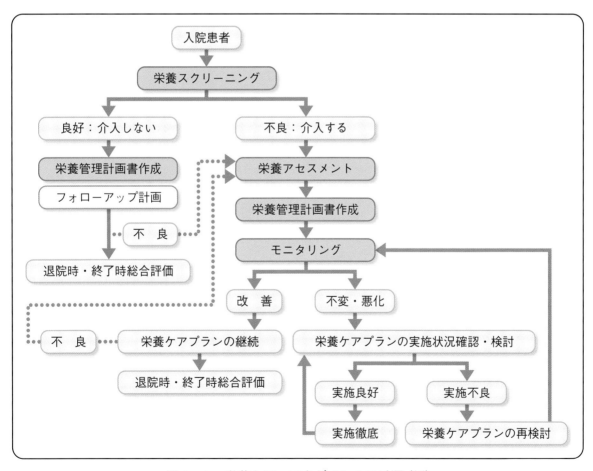

図1-1　栄養ケア・マネジメントの手順（例）

実施1-3 医療情報の収集と栄養スクリーニング

① 診療録や看護記録等について理解する。

② 課題症例①（p.6）を用いて，診療録や看護記録から必要な情報を収集する。

③ 患者への問診について理解する。

④ 栄養スクリーニングのツールについて理解する。

⑤ ２人１組になり，模擬患者をもとにSGAシート（用紙１-２），MNAシート（用紙１-３）を用いて課題症例①の栄養スクリーニングを行い，評価・判定する。

1. 医療情報

　医療情報には，診療録や看護記録等がある。診療録とは，医療に関してその診療経過等を記録したものである。一般に用いられている「カルテ」はドイツ語でカードという意味である。管理栄養士は，その中から栄養管理に必要な情報を収集する。

2. 医療コミュニケーション

　患者と医療従事者の関係を良好にするための基本はコミュニケーションである。今，このスキルがすべての医療従事者に求められている。

① 面接開始時確認項目

　□患者の氏名をフルネームで確認する。

　□最初に挨拶をする。「おはようございます」「こんにちは」

　□自己紹介する。「管理栄養士の○○です」

② 面接時

　□開いた質問（オープンエンドクエスチョン）を用いる。

■**開いた質問**（オープンエンドクエスチョン）「身体の調子はどうですか」「ご気分はいかがですか」など，自由に話せるような質問。

■**閉じた質問**　「食欲はありますか」「調子はよいですか」など，答えがイエスかノーかのどちらかの選択を迫るような質問。

---

3. 栄養スクリーニングツール

　栄養スクリーニングには，主観的包括的評価（SGA）と客観的評価（ODA）がある。

① SGAシート（用紙１-２）

　主観的包括的評価（subjective global assessment：SGA）

　栄養スクリーニングのツールの１つ。問診と体脂肪や骨格筋浮腫の状況をみて，被験者が主観的包括的に栄養状態を評価する。

② MNAシート（用紙１-３）

　簡易栄養状態評価表（Mini Nutritional Assessment：MNA）

　高齢者（65歳以上）の栄養スクリーニングツール。SGAと被験者の自己評価で構成され，６項目の問診をスコア化したもの。

実施1-4　栄養アセスメント（臨床診査・臨床検査）

①　栄養アセスメントの4つのパラメータについて理解する。

②　栄養パラメータの1つ，臨床診査（問診，観察）について理解する。

③　栄養パラメータの1つ，臨床検査について理解する。

④　課題症例①（p.6）をもとに評価を行う。

1．栄養アセスメントの4つの栄養パラメータ

①　臨床診査，②　臨床検査，③　身体計測，④　栄養食事調査。

2．臨床診査（問診・観察）

栄養状態の良否による兆候の観察や悩み，食歴，運動量，体重の変化などを問診する。

①　医学的情報：通常時体重とその変化，下痢，便秘，栄養状態に影響を与えるような疾患罹患，各種栄養障害や疾患により出現する皮膚症状，浮腫，脱水，黄疸などの症状，家族歴等（表1-2参照）

②　社会的状況：生活背景〔家族構成，職業（経済状態）〕

③　栄養学的状況：食生活状況（栄養素等摂取状況），食物アレルギー，食欲（満腹感，悪心，嘔吐），味覚の変化，咀嚼・嚥下の状況（入れ歯の状況）

④　フィジカルアセスメント：問診・視診・触診・聴診・打診を通してさまざまな情報を集めて分析し，傷病者の状態を判断すること

▶ フィジカルアセスメント解説動画（説明および実際）

表1-2　臨床診査のアセスメント項目

臨床診査項目	アセスメント項目
問診	体重変化，食欲変化，味覚変化
身体観察	体温，脈拍数，呼吸数，血圧，意識状態，対光反射，悪心・嘔吐，皮膚・爪・毛髪，口腔粘膜，浮腫，下痢・便秘

＊下線の付いた項目：バイタルサイン（患者が生きていることを示す証）

3．臨床検査

生理的・生化学的検査法を用いて，栄養状態を反映する血液や尿中の成分，さらに生理機能を評価するために必要な臨床成績を収集する。

表1-3　臨床検査のアセスメント項目

臨床検査項目	指　標	アセスメント項目
血液成分	内臓たんぱく質	総たんぱく質，アルブミン，ラピッドターンオーバープロテイン（トランスサイレチン，トランスフェリン，レチノール結合たんぱく）
	脂質代謝	総コレステロール，LDLコレステロール，HDLコレステロール，中性脂肪
	糖代謝	血糖，ヘモグロビンA1c
	免疫能	総リンパ球数，遅延型皮膚過敏反応
尿中成分	骨格筋肉量	クレアチニン，クレアチニン身長係数
	筋肉の異化程度	3-メチルヒスチジン
	食事たんぱく質摂取量	尿素窒素

課題症例① 　88歳　女性

【病　　　　名】低栄養，骨粗鬆症
【主　　　　訴】食欲不振
【現　病　歴】87歳時に大腿骨骨折を機に歩行困難。2週間前より食事摂取量減少。
　　　　　　　　水分摂取量も減少のため，受診，入院となる。
【体　重　歴】半年前43kg
【既　往　歴】82歳時肺炎
【職　　　歴】なし
【診察所見】身長148cm，体重38kg（－5kg/6か月）
　　　　　　　　血圧135/80mmHg
【治療状況】薬物療法なし。その他なし。
【指示栄養量】En 1,400kcal，P 60g，食塩 7 g未満（医師の指示）
【食　生　活】
①　1日3食摂取。
②　2週間前から食欲不振。
③　食事は主にヘルパーが調理。粥，麺類など軟らかい食品を好む。
④　野菜，果物類の摂取量は少ない。
【生活習慣】
①　自立体位変換は可能。

家族歴・家族構成
■─●88歳
　　　□ 59歳

*En（Energy）：エネルギー，P（Protein）：たんぱく質

●看護記録

(1)　看護問題
　　＃1　低栄養　　　＃2　脱水
(2)　看護計画
　　＃1⇒摂取栄養量の適正化　　　＃2⇒主治医と相談し，水分補給

●臨床検査

入院時血液生化学検査

Hematology		Biochemistry			
WBC	3,300 / μl	T-Bil	0.6 mg/dl	T-Cho	138 mg/dl
TLC	1,100 / mm³	TP	6.3 g/dl	TG	40 mg/dl
RBC	370×10⁴ / μl	Alb	3.4 g/dl	HDL-C	32 mg/dl
Hb	9.4 g/dl	AST	13 U/l	LDL-C	90 mg/dl
Ht	28.1 %	ALT	17 U/l	FPG	87 mg/dl
MCV	75.9 fl	GGT	8 U/l		
MCH	25.4 pg	BUN	26 mg/dl		
MCHC	33.4 %	Cre	0.7 mg/dl		
Plt	17.0×10⁴ / μl				

*Hematology（test）：血液一般検査
*Biochemistry（test of blood）：血液生化学検査

尿・便検査

尿検査				便検査	
pH	6.5	ケトン体	（－）	FOB	陰性
比重	1.03	ビリルビン	（－）		
尿蛋白	（－）	ウロビリノーゲン	（±）		
潜血	（－）	糖	（－）		

実習2　栄養アセスメント《身体計測》

目的
1）身体計測の意義，身体計測値から求められる栄養指標算出方法，栄養障害評価方法について理解する。
2）身体計測の正しい手技を身に付ける。

実施項目
1）身体計測の意義，栄養指標の算出方法，栄養障害の評価
2）身体計測の手技説明，実施
　　身長，体重，体脂肪，ウエスト周囲長・ヒップ周囲長，上腕周囲長（AC），上腕三頭筋部皮下脂肪厚（TSF），肩甲骨下部皮下脂肪厚（SSF），膝高

準備
＊学生：身体計測しやすい服装に着替える。
ベッド，身長計，体重計，体脂肪計，メジャー，インサーテープ，アディポメーター，膝下計測器（KHキャリパー），アルコール綿，電卓，日本人の新身体計測基準値（JARD2001），栄養指標算出表（用紙2-1）2枚，身体計測記録表（用紙2-2）2枚

手順

実習の目的
（5分）

↓

身体計測・栄養指標算出方法，栄養障害評価方法（課題症例①）（20分）　　☞p.6，p.8　用紙2-1（栄養指標算出表）　資料2-1　資料2-2　資料2-3　課題症例① p.6

↓

身体計測の手技説明（30分）　　☞pp.9〜14

↓

身体計測の実施（40分）　　用紙2-2（身体計測記録表）

↓

各自の値を用いた栄養指標の算出，栄養障害の評価（30分）　　用紙2-1（栄養指標算出表）　資料2-1　資料2-2　資料2-3

↓

講評（10分）

実施2-1　身体計測の意義,栄養指標算出・栄養障害評価の練習

① 身体計測の意義について理解する。
② 身体計測値を用いた栄養指標を算出(資料2-1)する。
　課題症例①(用紙2-1,2-2)
③ 課題症例①より得た情報,栄養障害評価基準(資料2-2),JARD2001(日本人の新身体計測基準値)(資料2-3)をもとに評価する。

≪身体計測の意義≫

　栄養療法および栄養管理を行うにあたって,栄養状態をアセスメント(評価)することは極めて重要なことである。なかでも比較的簡便かつ非侵襲的に実施できる身体計測は,栄養アセスメント(評価)の基本といえる。

表2-1　身体計測のアセスメント項目

	指　標	項　目
身長・体重	栄養状態	身長・体重 身長・体重の相対変化・比率
体脂肪	エネルギー貯蔵状態	皮下脂肪厚(TSF,SSF) 体内総脂肪量(TBF)
骨格筋	たんぱく質の貯蔵	上腕筋囲(AMC) 上腕筋面積(AMA)

実施2-2　身体計測の実施

① 身体計測の正しい手技を身に付ける。
② 身体計測記録表(用紙2-2)を用いて,身体計測を行う。

実施2-3　各自の測定値を用いた栄養指標の算出・栄養障害の評価

① 身体計測値(各自の値)を用いて,資料2-1から栄養指標を算出(用紙2-1)し,資料2-2,資料2-3をもとに評価する。

考察　① 実際に測定した身体計測値が,妥当な値であったかどうかを考察する。
② 身体計測値から求められる栄養指標の値,栄養障害の評価が,妥当であったかどうかを考察する。

1．身体計測の正しい手技

身体計測の方法については，日本栄養アセスメント研究会が作成した「日本人の新身体計測基準値（JARD2001）」の測定方法に準じて解説する。

(1) 身長（Height：HT）の測定方法

1）立位での測定

① 被計測者の帽子，靴，靴下は脱がせておく。髪型が測定値に影響を及ぼすおそれがあるときは整えておく。

② 脚をそろえてまっすぐに伸ばし，肩をリラックスさせて，顎を軽く引き，まっすぐ前方を向かせる。

③ 深呼吸をさせ，息を吸い込みきった時点でヘッドボードを頭頂まで下ろし固定する。

④ 目盛りは0.1cmの近似値まで読み取る。

⑤ 測定は2回行い，2つの計測値の差が1cm以内の場合，その平均値を立位身長として記録する。

2）仰臥位での測定

① 計測は2人で行い，頭側と足側に分かれて計測にあたる。

② 被計測者の背が沈まないベッドに脚を伸ばし，枕をはずして仰向けに寝かせる。

③ 頭頂および足底がベッドに対して90度になるようにボードなどの板をあてがい，ボード間の距離をメジャーテープで計測する。

④ 目盛は0.1cmの近似値まで読み取る。

⑤ 測定は2回行い，2つの計測値の差が1cm以内の場合，その平均値を仰臥位身長として記録する。

3）三分割法での測定

背骨の彎曲や体に拘縮がある場合に用いる方法である。以下の3点の測定を3回ずつ行い，それぞれの平均値の合計を身長として記録する。

・頭の頂点から首の付け根（顎をできる限り上げた状態で後頭部側から首の付け根の折れ曲がっている所まで）

・首の付け根から両側の腸骨稜上縁で直線を引いたところ（背骨に沿って測定）

・腸骨稜上縁の直線から足底

【注意点】足首は直角に曲げる。非常に高度な技術が必要であるため誤差が生じやすい。できる限り誤差をなくすため，計測は必ず同一人物が同条件下で行う。また，各部位ごとにまっすぐにメジャーを沿わせることに注意する。

4）石原法での測定

背骨の彎曲や体に拘縮がある場合に用いる方法である。以下の5点の測定を3回ずつ行い，それぞれの平均値の合計を身長として記録する。

　　　・頭頂から乳様突起

　　　・乳様突起から大転子

　　　・大転子から膝関節外側中央点

　　　・膝関節外側中央点から外果

　　　・外果から足底

【注意点】体を真横にし，顎を上げて膝を直角に曲げ，足首を伸ばした状態で測定する。
　　　　　非常に高度な技術が必要であるため誤差が生じやすい。できる限り誤差をなく
　　　　　すため，計測は必ず同一人物が同条件下で行う。また，各部位ごとにまっすぐ
　　　　　にメジャーを沿わせることに注意する。

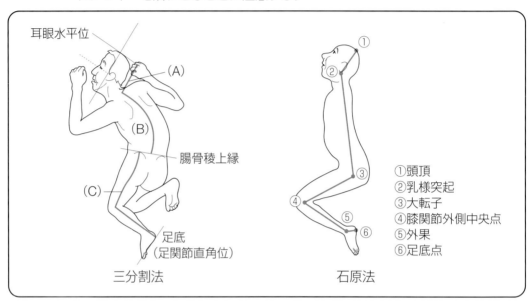

図2-1　三分割法，石原法による身長の測定方法

5）膝高（Knee Height：KH）を利用した推定式からの算出

　①　被計測者を枕をした状態で仰臥位に寝かせる。

　②　専用の三角定規を用い，利き足でない足の膝関節と足首を90度に曲げる。

　③　キャリパーのロックレバーを解除し，移動ブレードを大腿前部に向かって上
　　　げた状態で，測定する脚のかかとの下に固定ブレードを差し込む。

　④　移動ブレードを膝蓋骨から5cm上部で固定する。この際，キャリパーのシ
　　　ャフトがくるぶしを通ることを確認する。

　⑤　移動ブレードを大腿部の皮膚を若干圧迫する程度に密着させ，測定値が動か
　　　ないように移動ブレードのロックを固定，読み取り窓から測定値を読み取る。

　⑥　測定は2回行い，2つの計測値の差が0.5cm以内の場合，その平均値を膝高
　　　として記録する。

　⑦　膝高の計測値を以下の公式に代入し，推定身長を算出する。

　　　　　男性推定身長（cm）　　　64.19＋（KH×2.02）－（年齢×0.04）
　　　　　女性推定身長（cm）　　　84.88＋（KH×1.83）－（年齢×0.24）

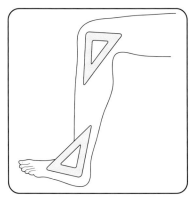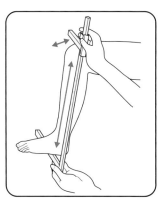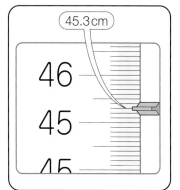

図2-2　KHキャリパーを用いた膝高の測定

(2)　体重（Body Weight：BW）の測定方法

　1）立位での測定

　　①　計測前に排泄を済ませていることが望ましい。着衣は，靴，靴下を脱ぎ，下着またはそれと同程度の軽装とする。

　　②　被計測者は体重計の定められた位置に乗り，両手は体側に軽く沿わせ，静止する。

　　③　体重計の針が静止したら，目盛りを0.1kgの近似値まで読み取り，記録する。

　　④　被計測者が着衣している場合は，可能であれば着衣重量を差し引く。下着と同等の薄手の衣類は0.5kg，厚手の衣類は1kgを計測値から差し引く。

　　⑤　測定は2回行い，2つの計測値の差が0.1kg以内の場合，その平均値を立位体重として記録する。

　【注意点】立位での計測が不可能な場合には，車椅子用の体重計やスケールベッド，計測者が抱きかかえることによる計測法等が用いられる。

　2）他の計測値を利用した推定式からの算出

　　①　下腿周囲長（CC），膝高（KH），上腕周囲長（AC），肩甲骨下部皮下脂肪厚（SSF）の測定方法については，各項目を参照のこと。

> 男性推定体重（kg）
> $(0.98 \times CC) + (1.16 \times KH) + (1.73 \times AC) + (0.37 \times SSF) - 81.69$
> 女性推定体重（kg）
> $(1.27 \times CC) + (0.87 \times KH) + (0.98 \times AC) + (0.4 \times SSF) - 62.35$

(3)　体格指数（Body Mass Index：BMI）の算出方法

　1）計算式

$$BMI = 体重(kg) \div 身長(m)^2$$

(4)　理想体重（Ideal Body Weight：IBW），理想体重比（% Ideal Body Weight：%IBW）の算出方法

　1）計算式

$$IBW(kg) = 身長(m)^2 \times 22$$

$$\%IBW = 実測体重(kg) \div IBW(kg) \times 100$$

(5) 通常時体重比（% Usual Body Weight：%UBW）の算出方法

1）計算式

> %UBW＝実測体重（kg）÷通常時体重（kg）×100

(6) 体重減少率（% Loss of Body Weight：%LBW）の算出方法

1）計算式

> %LBW＝［通常時体重（kg）－実測体重（kg）］÷通常時体重（kg）×100

(7) ウエストヒップ比の測定方法

1）立位での測定

① 被測定者の正面に立ち，被測定者の腹部の緊張をゆるめる。

② メジャーを背部に回し，臍部で交差させる。

③ メジャーを軽く締め付け，自然に緩んだところの目盛りを読み取り，ウエスト周囲長として記録する。

④ 次に，メジャーを背部に回し，恥骨上部の高さで交差させる。

⑤ メジャーを軽く締め付け，自然に緩んだところの目盛りを読み取り，ヒップ周囲長として記録する。

⑥ ③，⑤で求めた数値を用いて，ウエスト周囲長÷ヒップ周囲長を計算して，ウエストヒップ比を算出する。

(8) 上腕周囲長（Arm Circumference：AC）の測定方法

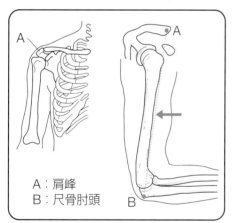

A：肩峰
B：尺骨肘頭

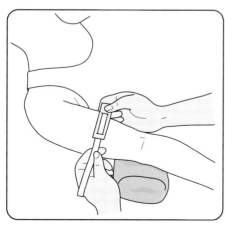

1）仰臥位での測定

① 利き腕でない腕の肘を直角に曲げ，計測する側の前腕部を腹部の上に置き，上腕部が体とほぼ平行になるように沿わせる。

② インサーテープの裏側（数字が縦に並んでいる側）を用い，肩先（肩峰（A））と肘先（尺骨肘頭（B））との中間点に印をつける。

③ 腕をインサーテープの輪の中に通し，中間点まで移動させる。

④ インサーテープをわずかに締め，皮膚が戻るのにあわせてメジャーを自然に緩めた位置で，目盛りを0.1cmの近似値まで読み取る。

⑤ 測定は2回行い，2つの計測値の差が0.5cm以内の場合，その平均値を上腕周囲長として記録する。

【注意点】麻痺や骨折などがないほうの腕を測定する。テープは上腕部皮膚表面に密着させ，締め付けない程度に締める。

図2-3　中間点位置と上腕周囲長の測定

(9)　上腕三頭筋部皮下脂肪厚（Triceps Skinfold Thickness：TSF）の測定方法

　1）側臥位での測定

①　利き腕でない腕を上にして側臥位に寝させ，上体を
　まっすぐ伸ばす。

②　測定する腕の手のひらを下に向け，上体に沿わせる。

③　上腕周囲長の測定部位（肩先と肘先との中間点）か
　ら1cm離れた皮膚を，脂肪層と筋肉部分と分離する
　ように，親指と他の4本の指で上腕に対して平行につ
　まみ上げる。測定中はこの状態を保つ。

④　皮下脂肪計（キャリパー）を上腕に対して垂直にあ
　て，圧力線が一直線になるまではさみ，3秒後に目盛
　りを読み取る。

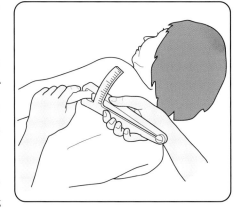

図2-4　皮下脂肪計の使用方法

　　⑤　目盛りは2mmの近似値まで読み取る。

　　⑥　測定は2回行い，2つの計測値の差が4mm以内の場合，その平均値を上腕
　　　三頭筋部皮下脂肪厚として記録する。

　【注意点】麻痺や骨折などがないほうの腕を測定する。浮腫がある場合には，そのことを
　　　　　　記録しておく。

(10)　**上腕筋囲（Arm Muscle Circumference：AMC），上腕筋面積（Arm Muscle
　Area：AMA）の算出方法**

　1）計算式

　　①　上腕周囲長（AC），上腕三頭筋部皮下脂肪厚（TSF），円周と円面積の公式
　　　を用いた以下の計算式を活用し算出する。ただし，円周率（π）＝3.14とする。

$$AMC(cm)=AC(cm)-3.14\times TSF(mm)\div 10$$
$$AMA(cm^2)=(AMC)^2\div(4\times 3.14)$$

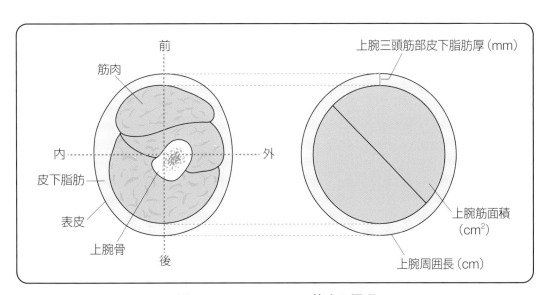

図2-5　AMC，AMA算出の原理

⑾ **肩甲骨下部皮下脂肪厚（Subscapular Skinfold Thickness：SSF）の測定方法**

1）座位・側臥位での測定

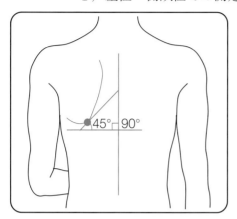

図2-6
肩甲骨下部皮下脂肪厚の測定位置

① 利き腕でない腕の肘を直角に曲げ，計測する側の前腕部を腹部の上に置き，上腕部が体とほぼ平行になるように沿わせる。

② 肩甲骨下角を探し，印をつける。

③ 印から約1cm下の部分を背骨に対して斜め45度の角度で，脂肪層と筋肉部分と分離するように，親指と他の4本の指で上腕に対して平行につまみ上げる。測定中はこの状態を保つ。

④ 皮下脂肪計（キャリパー）を上腕に対して垂直にあて，圧力線が一直線になるまではさみ，3秒後に目盛りを読み取る。

⑤ 目盛りは2mmの近似値まで読み取る。

⑥ 測定は2回行い，2つの計測値の差が4mm以内の場合，その平均値を肩甲骨下部皮下脂肪厚として記録する。

【注意点】浮腫がある場合には，そのことを記録しておく。

⑿ **下腿周囲長（Calf Circumference：CC）の測定方法**

1）仰臥位での測定

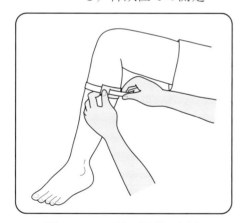

図2-7 下腿周囲長の測定

① 計測する脚の膝を直角に曲げ，足首は楽に接地させる。

② インサーテープを計測側の脚に通し，ふくらはぎの最大径の位置まで移動させる。

③ インサーテープをわずかに締め，皮膚が戻るのにあわせてメジャーを自然に緩めた位置で目盛りを0.1cmの近似値まで読み取る。

④ 測定は2回行い，2つの計測値の差が0.5cm以内の場合，その平均値を下腿周囲長として記録する。

【注意点】麻痺や関節の萎縮などがないほうの脚を測定する。また，浮腫がある場合には，そのことを記録しておく。

≪生体電気インピーダンス法：bioelectrical impedance analysis（BIA）≫
　生体に微弱な交流電流を流すと，水分をほとんど含まない脂肪組織は通電しない一方，水分や電解質を含む除脂肪組織は通電する。この性質から，部位ごとのインピーダンス（抵抗値）を測定することで体組成を測定（推定）するのが生体電気インピーダンス法である。測定機器に乗って電極を握るなどの簡便な方法で体組成を測定（推定）することができるため，近年医療機関でも広く用いられている。具体的な測定法や結果の解釈については，測定機器の資料等を参照すること。一例として，（株）インボディ・ジャパンのQRコードを示す。

InBody
資料ページ

実習3　栄養アセスメント《食生活状況》

目的

1）臨床現場における栄養・食事調査法の種類とそれぞれの特徴，対象者の特徴に応じた選択基準について理解する。

2）入院患者の食事摂取状況を把握するためには，喫食量（残菜）調査が用いられる。正確な喫食量の把握について理解する。

実施項目

1）各種栄養・食事調査法の種類の理解

2）常食の喫食量の把握

3）嚥下調整食の喫食率の把握

準備

＊喫食量の演習用紙（用紙3-1），電卓

手順

実習の目的
（10分）

↓

各種栄養・食事調査法
（15分）　　☞p.16

↓

入院患者の喫食量調査
（20分）　　☞pp.16~18

料理ごとの喫食量の写真を参考に，普通食，各種嚥下調整食の喫食量を目測する。

用紙3-1
（喫食量の演習用紙）

喫食量把握のための写真等

↓

喫食量把握演習
①目測による分類別喫食量
　エネルギー等計算
②目測による喫食量把握
　グループワーク
（60分）

↓

発表・検討
（20分）

↓

まとめ
（10分）

実習
3

実施3-1　各種栄養・食事調査法

①　栄養・食事調査の意義について理解する。
②　臨床現場における栄養・食事調査法の種類と，それぞれの特徴，対象者の特徴に応じた選択基準について理解する。

1．栄養・食事調査の意義

日々の食生活により栄養状態は大きく影響を受ける。エネルギー摂取量および栄養素摂取量，食事摂取量を知ることは，患者の栄養状態を把握するうえで極めて重要であり，管理栄養士がしなければならないことである。食事調査にはさまざまな方法があり，正確な摂取量を把握するには，スキルが必要とされる。

表3-1　主に臨床現場で使用する食事調査法

	調　査　方　法
秤量法	実際に摂食した食品を秤量し，記録する方法
食事記録法	摂食食品を秤量せず逐次記録する方法
24時間思い出し法	調査日前日の食事内容を聞き取る方法

考察　①　それぞれの特徴，対象者の特徴に応じた選択基準について検討する。

実施3-2　入院患者の喫食量調査

①　喫食量把握の意義について理解する。
②　より正確な喫食量の把握について理解する。

1．喫食量把握の意義

≪正確な喫食量把握の意義≫
病院や福祉施設における食事の喫食量は，提供した食事を，料理別もしくは主食・主菜・副菜・付加食別に，自己申告もしくは残食より把握して，栄養素等摂取量を計算する。正確な喫食量を把握し，「体重変化」，「嗜好による差」，「食事の様子」，「食事形態」などとともに評価することで，入院・療養中の心身の状況や栄養状態の変化を把握することができる。喫食量が少ない場合，栄養の不足を補うための対策を講じる必要がある。

2．喫食量管理方法の実際

入院・療養中の食事は，給食での食事の提供だけではない。さまざまな栄養補助食品や経腸栄養剤が給食とともに提供されている。そのため，それらを区分別に入力管理することが必要となる。

★喫食量記録区分例

記録区分	毎食（主食，副食）
	昼食，夕食のみ（＋栄養補助食品）
	毎日（＋経腸栄養剤）
記録方法	記録区分ごとの喫食割合を入力　（75%未満で警告表示）

（資料提供：社会福祉法人敬和福祉会島津乃荘　摂食嚥下口腔衛生委員会）

3．喫食量の把握

　食べ終えた食事を，大まかに百分率で把握する。料理ごとに計算した栄養素等量を，この百分率を基に算出して喫食量（栄養素等摂取量）を知る。通常は，主食と副食別の喫食量を把握する。理想的には，個々の料理ごとの喫食量を把握することが望ましいが，日常業務の中ではここまで詳しいものは実際には行われていない。特殊な疾患で細かい喫食量を確認する必要がある場合，あるいは研究として実施する場合などに行われる。

　多くの病院では看護師が目測法を用いて喫食量を評価しているが，実際にベッドサイドへ出向く，またはミールラウンド（p.111参照）に参加することで，より詳細な喫食状況の把握が可能となり，より具体的な食事調整ができるようになる。

実施3-3　喫食率の把握

① 常食の喫食量の把握演習から，喫食量の分類別の誤差について考察する。
② 目測法による喫食率の把握について演習し，考察する。

　病院や福祉施設における食事の「喫食率」とは，栄養管理上必要とされるエネルギー量などが考慮された献立を，全量のうちどの程度摂取できているか（喫食量）を示す割合である。

1．栄養素等摂取量の算出（用紙3−1）

　写真1は，エネルギーコントロール食の喫食前と喫食後の写真である。
① 1食全体，主食・副食別，個々の料理ごとの喫食量を評価する。
② 正解を基に，各喫食率から求めた栄養素等摂取量を計算し，3分類の喫食量を算出した場合に生じる誤差について検討する。

●写真1

課題のカラー写真などの補足資料

≪喫食前≫	≪喫食後≫
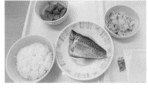	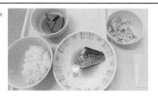

〈エネルギーコントロール食〉

〈献立〉	〈エネルギー・栄養素等〉			
ご飯（200g）	エネルギー	674kcal	食塩相当量	2.0 g
サバの味噌煮	たんぱく質	21.0 g	食物繊維	5.8 g
赤コンニャクの煮物	脂質	22.7 g	鉄	48.5 mg
キャベツの酢物	炭水化物	94.2 g		

（写真・資料提供：国立大学法人滋賀医科大学）

考察 ➡ 主食・主菜の百分率が変わると，栄養素等摂取量はどのように変化するのかを理解し，どの料理の残食をしっかり把握すべきかについて考察する。

2．喫食率の把握

写真2は，嚥下調整食の料理ごとの喫食率の写真である。

これらを参照し，各種食事形態別喫食率を目測する（用紙3－1）。

●写真2

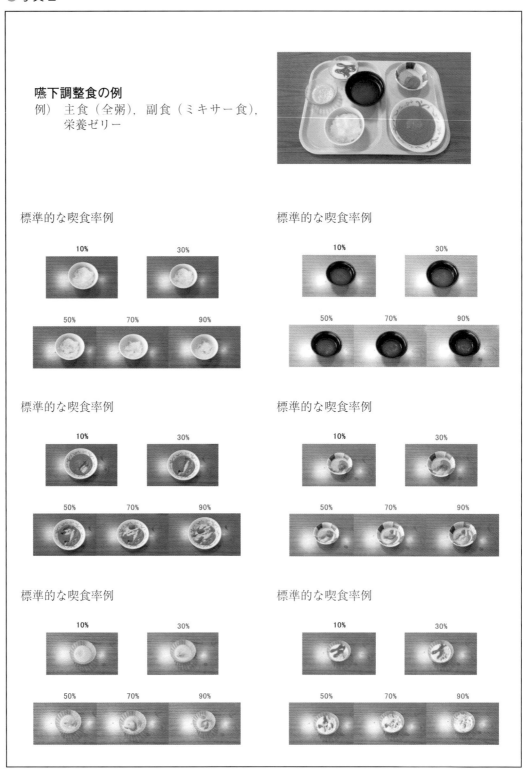

（写真・資料提供：社会福祉法人敬和福祉会島津乃荘　摂食嚥下口腔衛生委員会）

実習4　栄養補給法

目的
1）　栄養補給法の分類，選択基準について理解する。
2）　経管栄養法の手技・管理について理解する。
3）　さまざまな経腸栄養剤の分類，特徴，適応疾患と病態を理解する。

実施項目
1）　栄養補給法の分類・選択基準の理解
2）　人体模型や投与器具を用いた経腸・静脈栄養の投与・管理実技
3）　経腸栄養剤の試飲・評価

準備
●人体模型4体の場合：経管チューブ4本，イリゲーター4個，聴診器4個，カテーテルチップ付き注射器（20ml）4本，膿盆，点滴台，ばんそうこう，はさみ，栄養剤，白湯，人体模型仕様書
●さまざまな経腸栄養剤，プラスチックコップ，はさみ，経腸栄養剤試飲評価表（用紙4-1）

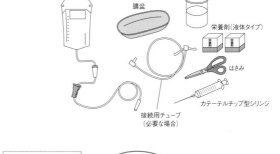

手順 班単位

実習の目的
（5分）

↓

栄養補給法の分類・選択基準
経腸・静脈栄養剤の投与
（30分）

☞ p.20　栄養補給法のDVD等

↓

人体模型を用いた経腸・静脈栄養剤投与の実技
グループワーク（60分）

☞ pp.20〜21　使用する人体模型の数や仕様書にあわせて実習を行う。

↓

経腸栄養剤の試飲・評価
グループワーク（30分）

用紙4-1（評価表）

↓

講評（10分）

実施4-1　**栄養補給法の分類と選択基準**

① 栄養補給法の分類と選択の基準について理解する。

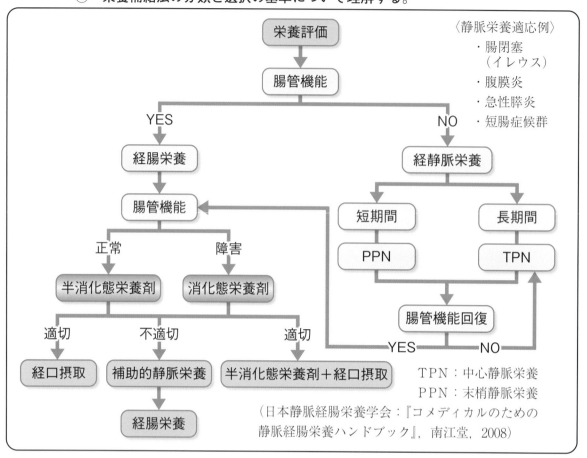

図4-1　栄養補給法の分類と選択

実施4-2　**経腸・静脈栄養剤の投与および管理**

① 経腸・静脈栄養剤の投与及び管理についてDVD等で視聴し理解する。

② 経鼻からのカテーテル挿入，カテーテル到達確認，胃瘻ルートでは栄養剤注入を実際に行う。

1．経鼻ルートからのカテーテル挿入

① 人体模型の鼻からチューブを入れ，固定する。

2．カテーテルの到達確認

① 注射器をチューブに接続して胃内容物が吸引できることを確認する。

② 注射器で空気を10～20mℓ注入し，心窩部にあてた聴診器で気泡音を聴取する。

3．胃瘻装着者の栄養剤の注入

① 胃瘻装着者の栄養剤の注入を次頁の手順にあわせて実施する。

② 観察項目や注意点について演習を通して思ったことをグループで話し合う。

実施4-3　**経腸栄養剤の評価**

① さまざまな経腸栄養剤を試飲し，味や，飲みやすさ等を評価する。また栄養素の特徴と対象となる疾患について考察する。

胃瘻装着者の栄養剤の注入手順

準備：●流水と石けんで手を洗う。速乾性擦式手指消毒剤での手洗いも可。
　　　●指示を確認する。●患者の体調を確認する。

手順①：患者本人の意思を確認する。
　　　　●いつもの状態と変わりがないか確認する。
　　　　●患者の意思と同意の確認を行う。
　　　　●腹痛や吐き気，お腹の張りがないか聞く。
　　　　●栄養剤の確認。

手順②：必要物品を確認する。
　　　　●注入用バッグ，栄養剤（常温であることが原則），白湯

手順③：体位を調整する。　　　＊ファウラー位とは：仰臥位で下肢を水平
　　　　　　　　　　　　　　　　にしたまま上半身を45度程度上げた半座
　　　　●決められた体位に調整する。　位の体位のこと。
　　　　（ベッドの頭側を上げ，ファウラー位＊などにする，
　　　　　車いすや安楽なソファーなどに移乗することもある）
　　　　●体位の安楽を図る。

手順④：注入内容を確認し，栄養剤を用意し注入容器に入れる。
　　　　　滴下筒には半分くらい満たし滴下が確認できるようにする。
　　　　●注入バッグのチューブについているクレンメを閉める。
　　　　●指示量を確認し栄養剤をバッグに入れる。
　　　　●栄養剤を高いところに吊るす。
　　　　●注入用バッグについている滴下筒を指でゆっくり押しつぶして，滴下筒内
　　　　　1/3～1/2程度栄養剤を充填する。

手順⑤：クレンメをゆるめ，栄養剤を経管栄養セットのラインの先端まで流し，空気を
　　　　　抜く。

手順⑥：胃瘻チューブの破損や抜けがないか，固定の位置を観察する。
　　　　●胃瘻チューブの破損や抜けがないか，胃瘻から出て
　　　　　いるチューブの長さ（固定の位置）を確認する。
　　　　●胃瘻周囲の観察を行う。

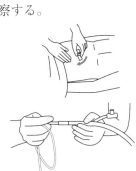

手順⑦：胃瘻に経管栄養セットをつなぐ。
　　　　●注入前に胃内のガスの自然な排出を促し，
　　　　　前回注入した栄養剤が戻ってこないか確認する。
　　　　●栄養剤を所定の位置に吊るす。
　　　　●胃瘻チューブの接続側と注入用バッグのラインの先端を清浄綿（アルコール綿）
　　　　　などで拭いて，胃瘻ボタンに経管栄養セットを接続する。

手順⑧：クレンメをゆっくりゆるめて滴下する。

手順⑨：終わったらチューブに白湯を流す。

〈滴下速度の算出方法〉

1分間の滴下量＝経腸栄養剤（量）÷時間（分）

1分間の滴下数＝1分間の滴下量×<u>1mlの滴下量</u>
　　　　　　　　　　　　　　　└──→経腸栄養剤には，何滴で1mlになるかが表記されている。

例：1ml約12滴の経腸栄養剤400mlを60分で滴下したい場合
　　　1分間の滴下量：400ml÷60分＝3.3333
　　　1分間の滴下数：3.3×12＝39.6　即ち1分間で40滴の速度となる。

実習5　栄養管理計画書の作成（基礎編）

目的
1）栄養管理計画書を理解する。
2）栄養管理計画書を作成することにより，栄養管理計画について理解する。

実施項目
1）栄養管理計画書の作成（課題症例②）

準備
栄養管理計画書（用紙5-1），栄養指標算出表（用紙2-1），栄養必要量算出表（用紙5-2），電卓

手順

実習の目的
（5分）

栄養管理計画書説明
書き方説明
（20分）

☞pp.22~25　用紙5-1（栄養管理計画書）

栄養管理計画書作成
課題症例②検討
（60分）

身体測定値を用いた栄養指標の算出には用紙2-1を，栄養必要量算出には用紙5-2を用いるとよい。

用紙2-1（栄養指標算出表）
用紙5-2（栄養必要量算出表）

資料5-1
資料5-2
資料5-3
資料5-4
課題症例②
p.27

発表・検討
（40分）

講評（10分）

栄養管理計画書をグループで検討後，グループごとに発表する。他のグループの意見を聞くことにより，さまざまな視点からより総合的に検討することができる。

実施5-1　栄養管理計画書の作成（課題症例②）

①　課題症例②をもとに用紙2-1で栄養指標を，用紙5-2で栄養必要量を算出，栄養管理計画書を作成する（用紙5-1）。

1．栄養管理計画書の作成

栄養管理計画書は，患者カルテ（医師記録，看護記録，各検査内容）を読み，必要

事項は事前に記載し，栄養スクリーニング，栄養アセスメントを行うにあたって何が必要であるか，患者面談ではどのような情報を収集すべきかをあらかじめ考え，病棟訪問を実施する。

★**病棟訪問前にカルテを読み，必要事項を記入する。**

（1）　**基本的患者情報**

患者氏名，生年月日，性別，入院日，主治医，病棟

（2）　**入院時栄養状態に関するリスク**

1）　HT，ABW（入院時体重），UBW，Alb，TLC，Hb，Ht，TP 等

2）　計測値は栄養指標算出表に記入する。

BMI，IBW，%IBW，%UBW，体重減少（増加）率およびその期間 等

病棟訪問時は，可能な範囲で身体計測（AC，AMC，TSF）を行うために，キャリパー，メジャーは携帯する。

3）　喫食状況，食物摂取変化，現在の食事形態 等

カルテは入院時に医師が確認した内容の記載でもある。

病棟訪問時は，再度専門職として確認を行い，内容の充実を図る。

4）　摂食行為前後で生じる消化器症状（悪心(嘔気)，嘔吐，下痢，腹部膨満感 等）味覚の変化。

5）　むくみ，浮腫，全身倦怠感，めまい 等

（3）　**栄養状態の評価と課題**

1）　栄養状態　□良好　□不良（軽度・中度・重度）根拠

評価指標は，個々の施設で決め，誰が行っても同じ評価が行えるようにしている。

資料2-2は，よく使われる栄養スクリーニングに必要な評価基準を示している。

★体格指標：BMI，%IBW，%UBW，体重減少率，%TSF，%AMC，%AMA 等

★生化学指標：Alb，TTR，TLC，Ht，Hb，ChE，TP 等

2）　食欲，摂食意欲，アレルギーの有無

記載は有無のみにとどまらず，有の場合はその原因まで書く必要がある。

カルテに原因記載がない場合は，病棟訪問時に必ず確認すべきである。

また，アレルギーは，食物，薬物，その他に分けて記載する。

3）　課題

カルテによる**初回スクリーニング**から得られた栄養評価，栄養状態を向上させるためには，何が問題となるか今後の課題を明確にする。

★問題：嚥下，咀嚼，口腔内，褥瘡，感染，発熱，嘔吐，下痢 等

（4）　**栄養管理計画**

1）　病棟訪問の実際

①　栄養管理計画書の補足：病棟訪問前にカルテより記載した入院時栄養状態に関するリスクと栄養状態の評価と課題は，病棟訪問により実施した確認事項，新たな計測項目の値，面談より新たに収集した情報を追記する。

② 二次スクリーニングの実施：栄養管理計画を作成するには，病棟訪問後に訂正加筆した各項目を用い，再度スクリーニングを行い，栄養状態の評価，課題を明確にする。

③ 栄養管理計画：栄養アセスメントにもとづき，今後の目標，必要補給量の算出，栄養補給手段，栄養教育介入手段，他職種連携などを計画する。

2）栄養補給量の算出（資料5-1～5-4）

栄養投与量は，全体としてのエネルギー投与量を決定してから各栄養素の投与量をそれぞれ算出する。

① エネルギー投与量

★エネルギー必要量の算出

1．体重当たり25～30kcalを基準とし，ストレスに応じて増減する。

エネルギー必要量＝25～30kcal×理想体重（または現体重）（kg）

2．間接熱量計により安静時代謝量（REE）を測定して算出する。

安静時代謝量（kcal）＝3.9×VO_2（l/日）＋1.1×VCO_2（l/日）

　　VO_2：酸素摂取量　　VCO_2：二酸化炭素排出量

3-1．基礎エネルギー量推定式を用いた場合

推定エネルギー必要量（EER）＝基礎代謝量（kcal/日）×身体活動レベル

成長期（1～17歳）の推定エネルギー必要量

　　＝基礎代謝量（kcal/日）×身体活動レベル＋蓄積量

3-2．基礎代謝量の推定式（Harris-Benedictの式）を用いた場合

男BEE（kcal/日）＝66.47＋13.75×Wt＋5.00×Ht－6.76×A

女BEE（kcal/日）＝655.10＋9.56×Wt＋1.85×Ht－4.68×A

　　Wt：体重：現在の体重（kg）　Ht：身長（cm）　A：年齢（歳）

3-3．日本人の食事摂取基準に定められている基礎代謝基準値を用いた場合

BEE（kcal/日）＝基礎代謝基準値（kcal/kg/日）×体重（kg）

★エネルギー必要量は，以下のLongの式にて求めることができる。

エネルギー必要量＝基礎代謝量（BEE）×活動係数（AI）×ストレス係数（SI）

　　[*]AI，SIに関しては，資料5-1を参照する。

② たんぱく質必要量（資料5-2，5-3）

たんぱく質必要量は，0.8～1.0g/kg/日を基準とし，病態およびストレスの程度に応じて増減する（AⅢ[*]）。＊ガイドライン推奨度分類，p.67参照

1．代謝亢進レベルにおける概算式

2．アルブミン値における概算法

3．窒素比（C/N）を用いた算出法（アミノ酸投与量）

4．非たんぱくカロリー/窒素比（non-protein-calorie/N ratio：NPC/N）

一般的な入院患者ではNPC/N比を150前後に設定するが，侵襲時は100前後と低値となる。一方，保存期腎不全の場合は300以上とする方が有効な場合がある。

③ 水分必要量（資料5-4）

理論的には，〔（尿量＋不感蒸泄量＋便の水分量）＝（水分投与量＋代謝水）〕

という式となる。実際には，以下のような方法で算出する。

　30～40ml/kg/日を基準として，病態およびストレスの程度に応じて増減する（AⅢ）。（基本30ml/kg/日で計算し，病態に応じて増減する）

　1.0ml×投与エネルギー量（kcal/日）として算出する方法もある。投与エネルギー量が少ない場合には水分量が不足するので注意する（AⅢ）。

④　脂質必要量（脂肪のエネルギー産生栄養素バランス）（資料5-4）

（経口栄養）成人では，おおむね総摂取エネルギーに対する比率20～30％Eとし，病態に応じて増減する。脂肪酸比率（日本人の食事摂取基準）は，飽和脂肪酸エネルギー比率7％E以下，n-6系多価不飽和脂肪酸，n-3系多価不飽和脂肪酸についても日本人の食事摂取基準に準じる。

（経腸栄養）総エネルギー投与量の20～40％Eを基準とし，病態に応じて増減する（AⅢ）。

（静脈栄養）原則として脂肪乳剤を併用する。ただし，投与速度は0.1g/kg/時以下とし，1日1.0g/kg以上の投与は避ける（AⅢ）。

⑤　炭水化物（経腸・静脈は糖質）必要量（資料5-4）

（経口栄養）基本的には，必要エネルギーからたんぱく質と脂質のエネルギーを減じて求める。エネルギー比率で50～60％E，最低必要量として100～150g/日とする。

（経腸・静脈栄養）総エネルギー投与量の50～60％Eを基準とし，病態に応じて増減する。ただし，静脈栄養の場合は，グルコースとして5mg/kg/分以下（侵襲時は4mg/kg/分以下）の速度で投与する（AⅢ）。

⑥　ビタミン・微量元素（資料5-4）

（経口栄養）日本人の食事摂取基準および各学会ガイドラインに準じる。

（経腸栄養）日本人の食事摂取基準による1日推奨量を基に病態による変化を考慮して算出する（AⅢ）。

（静脈栄養）TPN施行時：1日推奨量の総合ビタミン剤および微量元素製剤を投与する（市販製剤の各1セット）。特に，ビタミンB₁は厚生労働省が発表している適正使用情報の1日3mg以上を投与して代謝性合併症（ウェルニッケ脳症，乳酸アシドーシス）を予防する（AⅢ）。

　PPN施行時：病態によってはビタミンB₁が欠乏する可能性があるので投与する（AⅢ）。　　　　　　　　　（静脈経腸栄養ガイドライン第3版，2013に準拠）

3）栄養補給方法の決定

4）栄養食事相談に関する事項

　管理栄養士が栄養管理の充実を図るためには，入院中，退院時に栄養教育，サポートが必要かどうかを判断し，今後の方針を記載する。

5）その他

　★他職種との連携の必要性の有無記載

　★1週間後には，再評価結果を記載

　★患者退院時には，総合的評価を記載

栄養管理計画書（記入項目例）

計画作成日　　年　　月　　日

フリガナ
氏　名　＿＿＿＿＿＿＿＿＿＿＿＿殿（男・女）　病　棟＿＿＿＿＿＿＿＿＿

明・大・昭・平・令　年　　月　　日生（　　歳）　担当医師名＿＿＿＿＿＿＿＿

入院日：　　年　　月　　日　　　担当管理栄養士名＿＿＿＿＿＿＿＿

入院時栄養状態に関するリスク

身長＿＿cm　体重＿＿kg　BMI＿＿kg/m²　IBW＿＿kg　%IBW＿＿%　UBW＿＿kg　%UBW＿＿%
体重変化＿＿kg　減少率（増加率）＿＿%（期間：　　）　Alb（TTR）＿＿g/dl　TLC＿＿mm³
喫食状況：□問題なし　□問題あり＿%　食物摂取変化：□無変化　□変化（期間：＿＿日・週）
□摂取不可　現在食事形態＿＿食　消化器症状：□無　□有＿＿　味覚変化：□無　□有＿＿
むくみ・浮腫他□無　□有：＿＿

栄養状態の評価と課題

栄養状態：□良好　□不良（軽度・中度・重度）根拠＿＿　食欲：□有　□無　摂食意欲：□有　□無
アレルギー：□無　□有（　　）　課題：□嚥下問題　□咀嚼問題　□口腔内問題　□褥瘡
□感染　□発熱　□嘔気

栄養管理計画

目標　□現疾患改善　□経口摂取移行　□基礎疾患改善　□要経過観察　□他（　　　　） 　　　□摂取増　□経腸栄養：下痢・逆流改善　□体重増加（BMI18.5↑）

特記事項　　機能不全：□無　□有（　　　　　）

栄養補給に関する事項　（補給量計算法）HB式（AI SI）・EER（PAL）・疾患別式・摂取基準　他

栄養補給量　（必要量）（BEE：　　kcal） ・エネルギー　　kcal　・たんぱく質　　g ・水分　　　　　ml　・食塩　　　　g ・カリウム　　mg　・リン　　mg 等	栄養補給方法　□経口　□経腸栄養　□静脈栄養 食事内容　食種変更＿＿＿＿　食事内容変更＿＿＿＿ 留意事項　食物禁忌：□無　□有（　　　　） 　　　　　薬：□ワーファリン　□Ca拮抗薬

栄養食事相談に関する事項　　栄養指導依頼箋：□不要　□必要：□記載済

入院時栄養食事指導の必要性　□なし　□あり（内容　　　　　実施予定日：　月　日）
栄養食事相談の必要性　□なし　□あり（内容　　　　　実施予定日：　月　日）
退院時の指導の必要性　□なし　□あり（内容　　　　　実施予定日：　月　日）
備考

その他栄養管理上解決すべき課題に関する事項　（他職種との連携等）

□NST依頼

栄養状態の再評価の時期　　週に1回　　　　　実施予定日：　月　日

月　日	評価（摂取量等）	課題・目標	計画（補給法・食種・相談等）	サイン

退院時および終了時の総合的評価　□維持　□不変　□改善　□悪化　□否評価
□栄養状態の改善（できた　ややできた）　□食事摂取（形態）には注意が必要　□不変
□摂取量の増加が確認できた　　　　□外来診察時注意を要する　　□死亡
□体重の増加ができた　　　　　　　□在宅での栄養補給法の確立　　□その他（　　）
□患者の満足度があがった　　　　　在宅・転院等サマリー　□無　□有

課題症例②　胃癌術後　58歳　男性

【病　　　名】胃癌術後

【主　　　訴】食後の下痢・めまい・冷や汗，労作時息切れ

【現　病　歴】1年前，胃幽門前庭部早期癌に対し幽門側胃切除術，ビルロートⅠ
　　　　　　　法にて再建。術後経過は良好で，3週間で退院し，退院後2週間で
　　　　　　　就労を開始した。しかし，食後の下痢，階段昇降時の動悸，息切れ，
　　　　　　　午後3時ごろの冷や汗，めまい，脱力感が生じるようになったため
　　　　　　　受診，入院となった。

【体　重　歴】前回入院時52kg，退院時53kg，罹患前体重（胃癌発症2か月前）58kg

【既　往　歴】特記すべきことなし

【職　　　歴】会社員（営業部長）

【診 察 所 見】身長164cm，体重55kg（胃癌確定2か月前
　　　　　　　体重58kg，術前体重52kg）
　　　　　　　血圧135/80mmHg

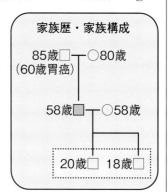

家族歴・家族構成

【治 療 状 況】薬物療法なし。その他なし。

【治 療 方 針】食事療法にて経過観察

【指示栄養量】En 1,800kcal，P 80g，食塩 8g未満

【食　生　活】

① 1日3食摂取，食欲は手術前と同程度まで回復している。

② 摂食意欲もある。

③ 1か月前から義歯のかみ合わせが悪く，米飯，麺類など軟らかい食品を中心
　にしている。野菜，果物類の摂取量は少ない。

④ 平日の昼食は外食を利用し，うどん，ラーメンなど麺類主体となっている。

⑤ コーヒーは好きで，水分補給手段として1日4～5杯飲む。

⑥ アルコール類は，機会飲酒である。

【生 活 習 慣】

① 喫煙習慣があり，術後も止められず，喫煙本数は1日10～20本程度。

② 仕事の移動手段は，車を利用。

③ 休日は家でごろごろしており，運動習慣はない。

●看護記録

(1) 看護問題

　＃1　義歯不具合からの食事，体重不変に対するストレス

　＃2　体調を気遣っての活動量の極端な減少

　＃3　喫煙習慣

(2) 看護計画

　＃1⇒体重は罹患前の95％まで増加が図れており，義歯調整については歯科医
　　　　師と相談し，ストレス軽減できるようサポートしていく。

＃2⇒体調は，胃切除症候群によるものであり，日常活動量の増加の必要性につき教育を行い，臨床症状と食事との関係は，管理栄養士との連携を図る。

＃3⇒主治医を通し専門医に相談し，入院期間中から禁煙を開始し，退院後も継続できるようメンタルコントロールを図っていく。

●臨床検査

入院時血液生化学検査

Hematology		Biochemistry			
WBC	5,300 /μl	T-Bil	0.6 mg/dl	T-Cho	120 mg/dl
Stab	3 %	TP	6.3 g/dl	TG	53 mg/dl
Seg	65 %	Alb	3.6 g/dl	HDL-C	38 mg/dl
Eo	3 %	AST	32 U/l	LDL-C	69 mg/dl
Ba	1 %	ALT	30 U/l	FPG	98 mg/dl
Lym	24 %	ALP	88 U/l	HbA1c	5.4 %
Mono	4 %	LDH	171 U/l	Fe	20 μg/dl
RBC	311×10^4 /μl	GGT	21 U/l	TIBC	394 μg/dl
Hb	9.9 g/dl	ChE	193 U/l	UIBC	374 μg/dl
Ht	29.8 %	BUN	7 mg/dl	インスリン	2.1 μ/IU/ml
MCV	95.8 fl	Cre	0.7 mg/dl	ビタミンB12	520 pg/ml
MCH	31.8 pg	UA	5.6 mg/dl		
MCHC	33.1 %				
Plt	27.7×10^4 /μl				

尿検査

pH	6.2	ケトン体	（−）
比重	1.019	ビリルビン	（−）
尿蛋白	（−）	ウロビリノーゲン	（−）
潜血	（−）	糖	（−）

便検査

FOB	陰性

上部消化管内視鏡検査

ビルロートⅠ法にて再建。吻合口に狭窄などは認められない。
胃粘膜の萎縮が強く，残胃にびらんを認めるが，腫瘍や潰瘍性病変はなし。

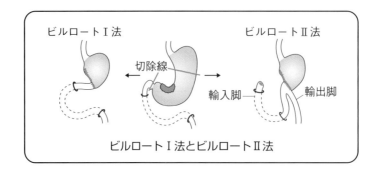

ビルロートⅠ法とビルロートⅡ法

実習6　症例検討—病棟訪問

目的
1）栄養管理計画書で栄養不良と判断後のモニタリングについて理解する。
2）初期計画のモニタリングのための，病棟訪問について理解する。
3）病棟訪問の実際について理解する。

実施項目
1）初期計画のモニタリング
2）教育計画
3）病棟訪問の実際
4）模擬症例による病棟訪問（ロールプレイ）
5）症例検討

準備
栄養管理計画書（用紙5-1）［実習5で作成した用紙］，病棟訪問用紙（用紙6-1）

実習 6

手順 班単位

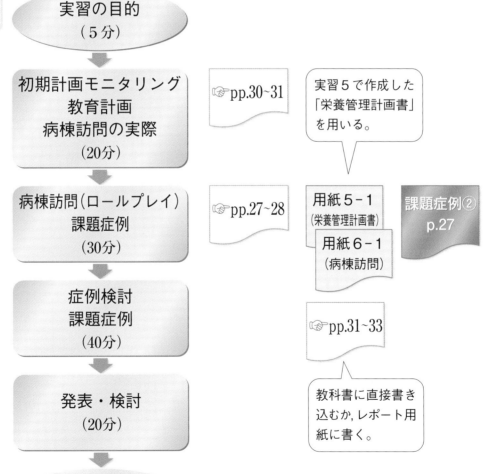

実習の目的
（5分）

初期計画モニタリング
教育計画
病棟訪問の実際
（20分）

☞pp.30~31

実習5で作成した「栄養管理計画書」を用いる。

病棟訪問（ロールプレイ）
課題症例
（30分）

☞pp.27~28

用紙5-1
（栄養管理計画書）

用紙6-1
（病棟訪問）

課題症例②
p.27

症例検討
課題症例
（40分）

☞pp.31~33

発表・検討
（20分）

教科書に直接書き込むか，レポート用紙に書く。

講評（20分）

実施6-1 　症例検討─病棟訪問

① 病棟訪問の意義について理解する。

② 病棟訪問の実際について理解する。

③ 実習５で栄養管理計画書を作成した課題症例②について，用紙６－１を用いて，病棟訪問のロールプレイを行い，pp.31～33の項目の順番に症例検討を行う。

１．症例介入

　栄養管理計画書立案において栄養スクリーニングで不良（栄養介入する）と判断した場合は，初期計画（栄養補給，栄養教育，他領域からの栄養ケア）に従ってモニタリングを実施する。また，栄養スクリーニングで良好（栄養介入しない）と判断した患者でも入院中に栄養ケアが必要と考えられる事態に陥った場合は，栄養アセスメントを実施し，不良と判断した際には同様にモニタリングを速やかに開始する。

　病棟訪問は，初期計画のモニタリングを実施するには不可欠である。

(1)　初期計画のモニタリング

① 栄養補給（栄養補給量，栄養補給方法，食事内容）

　　管理栄養士は，作成した計画が適切であるか，不適切であるか判断するためにも食事時間帯を利用して喫食状況，摂取量の把握を行い，患者および家族から入院食の問題につき直接意見，要望などを収集する。さらには担当看護師に喫食に伴う消化器症状の出現状況や栄養補給上の問題等を聞き，看護面からの意見も反映させ，栄養補給計画を再立案する。

② 栄養教育（入院時栄養食事指導，栄養食事相談，退院時指導）

　　目標とした栄養教育内容は，患者および家族の理解，協力を得て入院中さらには退院後の栄養管理がスムースに図れるようサポートしていく。そのためにも，予定日時にとらわれず，こまめな病棟訪問実施が求められる。

　　実際には，患者の背景（職業，生活歴，家族歴，食歴，体重歴など）や症状を正確に把握し，各症状の原因を分析して適切な食事療法を提示，実践させ，その治療効果について判定することが必要である。

③ 他領域からの栄養ケア

　　栄養ケアの実施には，他職種（主治医以外の担当領域医師，薬剤師，歯科衛生士，言語聴覚士，理学療法士，作業療法士など）からの協力が不可欠である。課題解決のために依頼した事項は，遂行状況や改善の有無確認を行い，再評価したうえで今後の方針を立案する。

(2)　教育計画

① カルテの閲覧や問診を通して，患者の背景や病態および病気の時期を理解する。

② 食生活調査では，栄養素等摂取量，栄養素等の過不足，間食・夜食・欠食・偏食の有無，食べ方，食物形態など食生活全般に及ぶ患者情報を把握する。

③　障害度，臨床症状，主訴等は，その原因や適切な治療法について検討する。

④　抽出した問題点は，医療スタッフ側の改善策を提示するだけにとどまらず，患者側からの自発的な意見を聞きだし，最終目標を双方間合意のもとで決め，行動変容が容易に図れるようにする。

⑤　治療効果は，必ず評価する。

2．病棟訪問

計画した栄養補給量，栄養補給方法，食事内容は，適切であるか，不適切であればどう対応すべきかを検討し，栄養教育の実施，他領域からの栄養ケアによる改善状況確認を行っていくためにも病棟訪問は不可欠となる。

(1)　病棟訪問の実際

①　患者に，挨拶，名前と病棟訪問の目的を告げる。

②　患者に，本人および体調の確認を行う。

③　目線，言葉遣いと服装に注意を払う。

④　患者に威圧感を与えないために，同じ目線の高さで面接を行う。

⑤　面接時間は必要最小限にする。

⑥　患者の訴えや面接中の会話から情報収集を図り問題を抽出する。

⑦　言葉の明瞭化と繰り返しにより正確化を図る。

⑧　患者への栄養・食事指導，栄養素等摂取量の把握には，メディア（媒体）等を活用し具体的に行う。

⑨　病室退出時には，挨拶と治療計画の確認を行う。

⑩　担当医，担当看護師への口頭報告を行う。

⑪　栄養管理室内での報告を行う。

⑫　栄養ケアを記録する。

3．課題症例②検討

〈胃癌術後の症例（pp.27〜28）〉

(1)　初診時の問診・食事調査によるアセスメント

　　患者の主訴，食生活から推察し評価を行う。

★以下の項目から何が推測できるか考えてみましょう。

①　1か月前から義歯のかみ合わせが悪く，米飯，麺類など軟らかい食品を中心にしている。

②　食後の下痢

③　午後3時ごろの脱力感・めまい・冷や汗

　　平日の昼食は外食利用し，うどん，ラーメンなど麺類主体となっている。

④　階段昇降時の動悸，息切れ

---

(2) 身体計測の実施

　AC，TSFを測定し**体格指標**からの評価を行う。

★評価指標を算出してみましょう。

身長164cm

入院時体重（ABW）55kg 体重減少率＿＿＿＿＿%（期間＿＿＿＿＿週，日間）

理想体重（IBW）＿＿＿＿kg 罹患前体重（UBW）58kg（13か月前） BMI＿＿＿kg/m²

%IBW＿＿＿＿%　　%UBW＿＿＿＿%

AC 20cm　　　　TSF 6.8mm　　　　AMC＿＿＿＿cm　AMA＿＿＿＿cm²

%AC＿＿＿% %TSF＿＿＿＿% %AMC＿＿＿＿% %AMA＿＿＿＿%

---

(3) 身体計測・臨床検査によるアセスメント

　身体指標と**臨床検査指標**からの評価を行う。

★以下の事項から推測できることを考えてみましょう。

① 体格指標，血液生化学検査値を用いて栄養障害評価を行う。（資料２-２参照）

② 主訴と血液生化学検査からの推察。

　階段昇降時の動悸，息切れ：推察すべき検査項目＿＿＿＿＿＿＿＿＿＿＿＿＿＿

③ ①②に用いた以外の血液生化学検査からの推察。

④ 上部消化管内視鏡検査からの推察。

⑤ 腹部超音波検査からの推察。

---

(4) 食生活患者情報の把握

　栄養補給（食事療法も含め），栄養教育を円滑に行うためには，管理栄養士が食生活患者情報を把握する。

[栄養素等摂取量結果] En 1,650kcal，P 42g，F 26g，C 310g，食塩 15g，

　食物繊維5g，Fe 5mg，Ca 445mg，間食習慣なし，コーヒーはブラック

・入れ歯が合わず，野菜，果物をほとんど口にせず，軟らかい食事主体となる。

・特に平日の昼食は時間がないために食べやすさを優先している。外食５回/週（麺類）

・休憩時間が短く，急いで食べる平日の昼食には食後間もなく冷や汗が出現する。

・平日は食後の安静はできない。

・自宅では，時間をかけて咀嚼して食べる。冷や汗，午後３時ごろの主訴は伴わない。

＊En（Energy）：エネルギー，P（Protein）：たんぱく質，F（Fat）：脂質，C（Carbohydrate）：炭水化物

(5) 患者の把握と障害原因の検討

　胃切除術後はさまざまな後遺症が出現する。症状や程度，出現時期は手術前の栄養状態や胃切除術の切除範囲，再建方法，手術前後の抗癌療法や放射線療法，年齢，体格などにより個人差が大きいとされている。

　栄養評価のパラメータには，体格指数や体重・体脂肪率の変化，上腕三頭筋部皮下脂肪厚（TSF），血液・尿生化学検査，免疫能検査，上部消化管内視鏡検査，腹部超音波検査等が用いられる。しかし，胃切除術後障害の病態を判定するため

の特異的な検査方法は少ない。

　したがって，問診時に収集した患者自他覚症状（体重変化，食欲，倦怠感，消化機能障害の有無等）は病態を把握するうえでは重要な指標となる。

> ≪胃切除術後にみられる主な後遺症≫
> ①早期ダンピング症候群　②後期ダンピング症候群　③吸収障害・脂肪性下痢
> ④胆嚢胆石　　　⑤鉄欠乏性貧血　　　⑥巨赤芽球性貧血　　　⑦骨代謝異常
> ⑧乳糖不耐症　　⑨逆流性食道炎　　　⑩輸入脚症候群

> ★本症例は，どのような後遺症が認められるかを，(1)から(4)までに行ってきたアセスメントおよび収集した患者情報から推測してみましょう。
> (1)～(4)
> 　主訴，食事量，食事内容，食べ方，仕事上や臨床上の問題点の何が後遺症誘発に大きく関与しているか，共通点，類似点をまとめ推察する。

(6)　術式による影響の検討

　手術は1年前**幽門側胃切除術**，胃周囲と胃動脈周囲の**リンパ節郭清**，再建法（ビルロートⅠ法）を施行している。

> ★術式からは，どんな影響を受けるか推測してみましょう。
> ①　幽門側切除による胃の機能の変化
> ②　リンパ節郭清による影響を受ける神経

(7)　主症状と関連の深い平日の昼食内容の検討

　管理栄養士が実施した食生活患者情報収集からは，症例の主訴と最も関係深いと考えられる平日（勤務している際）の昼食内容に着眼し，詳細検討を実施する。

> ★食生活患者情報収集結果からは，何が推測できるか考えてみましょう。
> ①　昼食のメニュー（麺類主体）からの推察
> ②　義歯不適合により摂取量が低下している食品からの推察
> ③　義歯不適合による食べ方からの推察

(8)　自宅（土・日）と平日（仕事）の昼食の比較

　症例は自宅では大きな症状を認めておらず，双方を比較することで問題点を抽出する。

> ★昼食内容と食べ方が，食後に与えている影響について推測してみましょう。

(9)　改善策の立案

> ★アセスメント，推察事項からはどんな改善策が適切か各自考えてみましょう。

実習
6

実習7 ▷ 栄養診断にもとづいた管理計画（栄養介入）

目的
1）栄養管理プロセス，栄養診断について理解する。
2）栄養診断にもとづいた管理計画（栄養介入）について理解する。
3）栄養管理計画（栄養介入）の記録について理解する。

実施項目
1）栄養管理プロセスの理解
2）栄養診断の理解
3）栄養診断にもとづいた管理計画（栄養介入）の理解と記録方法
4）例題，課題症例による栄養管理計画（栄養介入）

準備
栄養管理報告書（例題検討表：用紙7-1），栄養管理報告書（SOAP用紙：用紙7-2）

手順 班単位

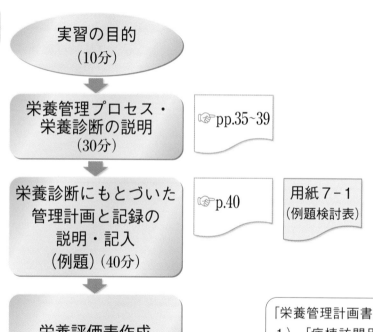

実習の目的
（10分）

↓

栄養管理プロセス・栄養診断の説明
（30分） ☞pp.35~39

↓

栄養診断にもとづいた管理計画と記録の説明・記入（例題）（40分） ☞p.40　用紙7-1（例題検討表）

↓

栄養評価表作成（課題症例③）（60分）

「栄養管理計画書」（用紙5-1），「病棟訪問用紙」（用紙6-1）を用いる。

用紙7-2（SOAP用紙）　課題症例③ p.41　用紙5-1（栄養管理計画書）　用紙6-1（病棟訪問）

↓

発表・検討（30分）

↓

まとめ（10分）

実施7-1　栄養管理プロセス

① 栄養管理プロセスについて理解する。
② 栄養診断について理解する。

1. 栄養管理プロセスの過程と意義

　栄養管理プロセス（栄養ケアプロセス，Nutrition Care Process: NCP）は，栄養管理システムや用語・概念の国際的な統一を目指し，アメリカ栄養士会の提案で始まった栄養管理の手法である。①栄養アセスメント，②栄養診断，③栄養介入，④栄養モニタリングと評価の4つの過程で構成されている。現在，運用されている栄養ケア・マネジメント（NCM）を基本とした過程であるが，栄養管理プロセスでは栄養診断の項目が新たに追加されている。（公社）日本栄養士会はNCPを導入したので，本章では栄養診断にもとづいた管理計画（栄養介入）と記録方法について説明する。

　栄養診断とは，NCPにおける，栄養アセスメントと栄養介入の中間の段階で，栄養アセスメントをもとに対象者の栄養状態を診断することである。栄養アセスメントは栄養状態の評価であり，栄養診断は栄養状態の総合的な判定という概念である。

　栄養診断を行う内容は栄養介入により，問題を完全に解決できる内容，または，少なくとも徴候と症状を改善することができる内容となる。NCPを取り入れることにより，栄養管理のプロセスが標準化され，論理的に展開でき，用語の標準化（コード化）により世界の栄養士が共有でき，栄養問題に対する理解が容易になる。

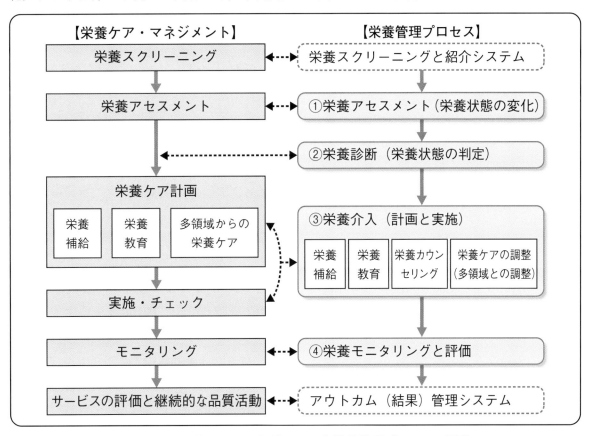

図7-1　栄養ケア・マネジメントと栄養管理プロセスの区分

（片桐義範：「栄養ケアプロセス（Nutrition Care Process：NCP）について」日本栄養士会雑誌，57（9）：p.6，2014.）

2．栄養診断

⑴ 栄養診断の7つのStep

Step1：栄養に限局した栄養診断を行うための根拠となる栄養アセスメントデータ（表7-1）を取得し，それらの重症度を1つ1つ丁寧に検証し，問題となるデータを抽出する。栄養アセスメントで取得したデータは栄養診断を決定する際の重要な根拠となる。栄養アセスメントは基本的な過程であるが，栄養診断の精度を左右する，とても重要な事項となるため，科学的根拠に基づいて慎重に解釈・分析を行う必要がある。

表7-1　栄養アセスメントデータ

項　目	指　標
FH：食物／栄養関連の履歴	食物・栄養素摂取，食物・栄養の管理，薬剤・補完的代替医療食品の使用，食物・栄養に関する知識・信念・態度，栄養管理に影響を及ぼす行動，食物および栄養関連用品の入手のしやすさ，身体活動と機能，栄養に関連した生活の質
AD：身体計測	身長，体重，体格指数（BMI），成長パターン指標・パーセンタイル値，体重歴
BD：生化学データ，医学検査と手順	生化学検査値，検査〔例：胃内容排泄時間，安静時エネルギー代謝量〕
PD：栄養に焦点をあてた身体所見	身体的な外見，筋肉や脂肪の消耗，嚥下機能，消化管の状態，食欲，感情，バイタルサイン
CH：個人履歴	個人の履歴，医療・健康・家族の履歴，治療歴，社会的な履歴

*FH: Food/Nutrition related history, AD: Anthropometric measurements, BD: Biochemical data, medical tests and procedures, PD: Nutrition focused physical findings, CH: Client history.
（（公社）日本栄養士会監訳：「国際標準化のための栄養ケアプロセス用語マニュアル」，第一出版，2012．より一部改変）

Step2：栄養に限局している栄養診断では，特に，栄養アセスメントで取得する「食物／栄養関連の履歴」の食物・栄養摂取量の評価が重要なため，「経口栄養補給法」，「経腸栄養補給法」，「経静脈栄養補給法」の視点から，対象者に必要なエネルギー・栄養素量の算出とエネルギー・栄養素摂取量の評価を行い，摂取量がその対象者にとって「適正な状態なのか」，「過剰な状態なのか」，「欠乏している状態なのか」，「栄養素のバランスが悪いのか」を，エネルギー・栄養素ごとに評価する。

Step3：Step1の栄養アセスメントで問題となっているデータと，Step2で評価したエネルギー・栄養素摂取量の過不足との関連を慎重に検証し，問題となっているデータと摂取量の過不足との関連性を探り，その関係を明確に示す。

Step4：Step3で明確となった栄養アセスメントデータとエネルギー・栄養素摂取量の過不足との関連性を踏まえ，各摂取量の過不足が生じ，栄養状態を悪化させている原因や要因がどこに隠れているのかを探り，「各エネルギー・栄養素摂取量の過不足が生じている根本的な原因がどこにあるのか」を明確にする。

Step5：栄養診断を決定する際には，Step1～4で明確になった原因や要因等を総合的に判定し，栄養状態が悪化している一番の根源となる栄養診断を確定する。

Step6：PES報告を作成する。

Step7：Step5で確定した栄養診断で明確になった「栄養状態が悪化している根源」を改善するための栄養介入計画を，Mx）：Monitoring plan（モニタリング計画）Rx）：Therapeutic plan（栄養治療計画）　Ex）：Educational plan（栄養教育計画）の3つから考える。

（片桐義範：「栄養診断の考え方」日本栄養士会雑誌，59（5）：pp.15-16，2016．より一部改変）

表7-2　栄養診断コード

NI 摂取量

NI-1　エネルギー出納
NI-1.1　エネルギー消費量の亢進
NI-1.2　エネルギー摂取量不足
NI-1.3　エネルギー摂取量過剰
NI-1.4　エネルギー摂取量不足の予測
NI-1.5　エネルギー摂取量過剰の予測

NI-2　経口・経腸・静脈栄養補給
NI-2.1　経口摂取量不足
NI-2.2　経口摂取量過剰
NI-2.3　経腸栄養量不足
NI-2.4　経腸栄養量過剰
NI-2.5　最適でない経腸栄養法
NI-2.6　静脈栄養量不足
NI-2.7　静脈栄養量過剰
NI-2.8　最適でない静脈栄養法
NI-2.9　限られた食物摂取

NI-3　水分摂取
NI-3.1　水分摂取量不足
NI-3.2　水分摂取量過剰

NI-4　生物活性物質
NI-4.1　生物活性物質摂取量不足
NI-4.2　生物活性物質摂取量過剰
NI-4.3　アルコール摂取量過剰

NI-5　栄養素
NI-5.1　栄養素必要量の増大
NI-5.2　栄養失調
NI-5.3　たんぱく質・エネルギー摂取量不足
NI-5.4　栄養素必要量の減少
NI-5.5　栄養素摂取のインバランス
NI-5.6　脂質とコレステロール
NI-5.6.1　脂質摂取量不足
NI-5.6.2　脂質摂取量過剰
NI-5.6.3　脂質の不適切な摂取
NI-5.7　たんぱく質
NI-5.7.1　たんぱく質摂取量不足
NI-5.7.2　たんぱく質摂取量過剰
NI-5.7.3　たんぱく質やアミノ酸の不適切な摂取

NI-5.8　炭水化物と食物繊維
NI-5.8.1　炭水化物摂取量不足
NI-5.8.2　炭水化物摂取量過剰
NI-5.8.3　炭水化物の不適切な摂取
NI-5.8.4　不規則な炭水化物摂取
NI-5.8.5　食物繊維摂取量不足
NI-5.8.6　食物繊維摂取量過剰
NI-5.9　ビタミン（1～14枝番号各ビタミン）
NI-5.9.1　ビタミン摂取量不足
NI-5.9.2　ビタミン摂取量過剰
NI-5.10　ミネラル（1～19枝番号各ミネラル）
NI-5.10.1　ミネラル摂取量不足
NI-5.10.2　ミネラル摂取量過剰
NI-5.11　すべての栄養素
NI-5.11.1　最適量に満たない栄養素摂取量の予測
NI-5.11.2　栄養素摂取量過剰の予測

NC 臨床栄養

NC-1　機能的項目
NC-1.1　嚥下障害
NC-1.2　噛み砕き・咀嚼障害
NC-1.3　授乳困難
NC-1.4　消化機能異常

NC-2　生化学的項目
NC-2.1　栄養素代謝異常
NC-2.2　栄養関連の検査値異常
NC-2.3　食物・薬剤の相互作用
NC-2.4　食物・薬剤の相互作用の予測

NC-3　体重
NC-3.1　低体重
NC-3.2　意図しない体重減少
NC-3.3　過体重・肥満
NC-3.4　意図しない体重増加

NB 行動と生活環境

NB-1　知識と信念
NB-1.1　食物・栄養関連の知識不足
NB-1.2　食物・栄養関連の話題に対する誤った信念（主義）や態度（使用上の注意）
NB-1.3　食事・ライフスタイル改善への心理的準備不足
NB-1.4　セルフモニタリングの欠如
NB-1.5　不規則な食事パターン
NB-1.6　栄養関連の提言に対する遵守の限界
NB-1.7　不適切な食物選択

NB-2　身体の活動と機能
NB-2.1　身体活動不足
NB-2.2　身体活動過多
NB-2.3　セルフケアの管理能力や熱意の不足
NB-2.4　食物や食事を準備する能力の障害
NB-2.5　栄養不良における生活の質（QOL）
NB-2.6　自発的摂食困難

NB-3　食の安全と入手
NB-3.1　安全でない食物の摂取
NB-3.2　食物や水の供給の制約
NB-3.3　栄養関連用品の入手困難

NO その他の栄養

NO-1　その他の栄養
NO-1.1　現時点では栄養問題なし

（栄養管理プロセス研究会監修：「栄養管理プロセス第2版」，第一出版，2021．より抜粋）

⑵　**栄養診断の確定**

栄養診断は，NI（Nutrition Intake：摂取量），NC（Nutrition Clinical：臨床栄養），NB（Nutrition Behavioral/environmental：行動と生活環境），NO（Nutrition Other：その他の栄養）の4つの項目からなる71種類の国際標準化された栄養診断から適する栄養診断コードNoと用語を選択する。

栄養診断の選択

（1）栄養状態が悪化している一番の根源となる栄養診断を確定する。

（2）栄養診断は一度に多く選択せずに1〜3とする。

（3）栄養診断は重要なものから順に列挙する。

【栄養アセスメントデータと栄養診断の選択例】

		医学的問題点	栄養診断
血圧	155/95mmHg	高血圧症	ミネラル摂取量過剰（Na）
BMI	28kg/m²	肥満（症）	エネルギー摂取量過剰
肥満度	40%		
FPG	260mg/dl	高血糖	
HbA₁c	12.0%	糖尿病	アルコール摂取量過剰
ALT	58IU/l		
AST	58IU/l	脂肪肝	
GGT	38IU/l		
BUN	65mg/dl		たんぱく質摂取量過剰
Cre	7.2mg/dl	腎臓病	エネルギー摂取量過剰
GFR	20ml/分/1.73m²		たんぱく質摂取量過剰
UA	7.2mg/dl	高尿酸血症	水分摂取量不足
			生理活性物質摂取量過剰（プリン体）
K	5.5mEq/l	高カリウム血症	ミネラル摂取量過剰（K）
			エネルギー摂取量不足

医学的問題点	患者が実施している対応策	栄養診断
歯の欠損	今の歯に応じた食事形態（軟らかさ）に変更	噛み砕き・咀嚼障害
		エネルギー摂取量不足の予測
	食べやすさを重視	限られた食物摂取
		不適切な食物選択
下痢	冷たいものは避ける	水分摂取量不足
	脂質を控える	脂質摂取量不足
	温かい食事をする	炭水化物摂取量過剰
		ミネラル摂取量不足（Na，K）
		最適量に満たない栄養素摂取量の予測
		消化機能異常

⑶ 栄養診断とPES報告

　診断の記録は，「PES報告」と呼ばれる簡潔な一文で記録する。PES報告の記録方法は，「S（Sign/Symptoms）の根拠にもとづき，E（Etiology）が原因となった（関係した），P（Problem or Nutrition Diagnosis Label）の栄養状態と診断できる」いう，要点のみを記載する簡潔な一文となる（日本語の表現は「S,E,P」の順で表現する）。

　PES報告で用いるP,E,Sは「栄養診断の7つのStep」において，すでに評価・抽出されている項目やデータを用いる。

P（Problem or Nutrition Diagnosis Label）	対象者の問題や栄養診断の表示
E（Etiology）	栄養状態を悪化させている原因や要因
S（Sign/Symptoms）	栄養診断を決定する栄養アセスメント上のデータ

⑷ 栄養診断にもとづいた**管理計画（栄養介入）とモニタリング・再評価**

　栄養診断にもとづいた管理計画（栄養介入）は，栄養診断とその病因にもとづいてND「食物・栄養素の提供」，E「栄養教育」，C「栄養カウンセリング」，RC「関連領域との栄養ケアの調整」の4つの項目から対象者のニーズに合わせて，栄養摂取，栄養に関連した知識・行動・環境状態などの栄養問題を解決（改善）する。

　1）目標栄養量

　2）栄養介入計画（栄養アセスメントのFH, AD, BD, PD, CHの項目から設定する。）

　3）栄養介入の経過

（（公社）日本栄養士会：「栄養の指導」に関する事例・症例報告（栄養ケアプロセス：NCP）より一部改変）

表7-3　栄養介入の用語

ND　食物・栄養素の提供		C　栄養カウンセリング	
ND-1　食事・間食		C-1　理論的基礎・アプローチ	
ND-2　経腸・静脈栄養		C-1.1　認知行動療法理論	
ND-2.1　経腸栄養		C-1.2　健康信念モデル	
ND-2.2　静脈栄養・輸液		C-1.3　社会学習理論	
ND-3　補助食品（サプリメント）		C-1.4　汎理論的モデル・行動変容段階モデル	
ND-3.1　医療用補助食品		C-2　具体的手法	
ND-3.2　ビタミン・ミネラル補助食品		C-2.1　動機づけ面接	C-2.2　目標設定
ND-3.3　生理活性物質		C-2.3　セルフモニタリング	C-2.4　問題解決能力
ND-4　摂食支援		C-2.5　社会的支援	C-2.6　ストレスマネジメント
ND-5　食事環境		C-2.7　刺激統制法	C-2.8　認知再構成法
ND-6　栄養に関連した薬物療法管理		C-2.9　再発防止	C-2.10　オペラント強化法
E　栄養教育		RC　関連領域との栄養ケアの調整	
E-1　栄養教育　内容		RC-1　栄養ケア実施中の他職種との連携	
E-2　栄養教育　応用		RC-2　退院あるいは新しい環境や支援機関への栄養ケアの移行	

（栄養管理プロセス研究会監修：「栄養管理プロセス第2版」，第一出版，2021. より抜粋）

実施7-2　栄養診断を取り入れたSOAP記録

① 栄養診断を取り入れた管理計画（栄養介入）の記録の実際について理解する。

1．栄養診断を取り入れた管理計画（栄養介入）の記録

(1) POS（Problem oriented system）：問題志向システム

　　POSは，アウトカム（outcome）を目指すシステムである。栄養ケア計画は，各計画を実施した結果，個々の問題を一つ一つフォローアップ（follow up）した記録である。栄養ケア計画にもとづき実践した結果は，ここの問題がどう変化しているか経過を問題毎に記録する。またアウトカムに近づいているかどうか問題毎に評価する記録でもある。POSでは，治療計画の記載方法として「SOAP方式」が活用されている。

P（problem）	：患者がもつ問題。 　医学的，身体的，精神的，栄養学的，生活的，経済的，生活環境など
O（oriented）	：患者の問題を見つけ，解決するための手段を常に意識し，模索することで計画（Plan）立案時の問題解決のためのプロセスである。
S（system）	：患者情報収集方法，問題の解決方法，栄養ケア実践のためのチーム作りなど，医療スタッフ間のシステムまでも含めた手段，方法。

(2) 栄養診断を取り入れたSOAP記録

　　栄養診断を取り入れたSOAP記録では，栄養診断コードを用いる。栄養アセスメントを記載した後に，栄養状態の総合的な判定として栄養診断の根拠をPES報告で記載する。

栄養診断コード	
S	
O	
A	栄養診断の根拠（PES）
P	Mx） Rx） Ex）

（公社）日本栄養士会　生涯教育　基本研修　4-4．栄養診断（演習用資料）

(3) 栄養診断（PES報告）と栄養介入計画

　　栄養診断のS（Sign/Symptoms）は，栄養診断を決定するための重要な栄養アセスメントデータなので，栄養介入においては，栄養状態の改善や悪化等の変化をモニタリング（再評価）する指標となる。E（Etiology）は，栄養状態を悪化させている根本的な原因や要因なので，栄養状態改善のための栄養介入計画を作成する基礎となる。

S（Sign/Symptoms）の根拠に基づき， 　P　Mx）Monitoring plan（モニタリング計画）と関連付けて記載する。 E（Etiology）が原因となった（関連した）， 　P　Rx）Therapeutic plan（栄養治療計画） 　　　Ex）Educational plan（栄養教育計画）と関連付けて記載する。 P（Problem or Nutrition Diagnosis Label）の栄養状態と診断できる

図7-2　栄養診断のPES報告と介入計画（Plan；P）の関連付け

（片桐義範：「栄養診断の考え方」日本栄養士会雑誌，59（5）：p.18，2016．）

POSにもとづくSOAPの書き方

課題症例③　58歳　男性

(1)　医師が問診，観察時に収集した医学的および社会的情報と病気診断時の臨床検査

【病　　　　名】2型糖尿病，脂質異常症，高血圧症

【主　　　　訴】倦怠感，排尿時の泡立ち，顔のほてり，仕事のストレス増強

【職　　　　種】弁護士

【現　病　歴】昨年の人間ドックで，尿糖＋2，肥満傾向，血圧150/95mmHg，LDL-コレステロール165mg/d*l*，トリグリセライド295mg/d*l*であった。治療を勧められたが，自覚症状なく，抱えている裁判件数も多く，治療は放置。最近疲れやすく，1か月前から続く尿の泡立ちも気になり，受診となった。

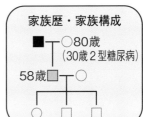

家族歴・家族構成

【既　往　歴】なし

【診察所見・臨床検査結果】

　身長175cm，体重85kg，BMI 27.8kg/m²，

　血圧155/98mmHg，尿糖＋2，FPG 155mg/d*l*，

　75gOGTT 2時間値220mg/d*l*，HbA1c 10.2%，

　TP 7.5g/d*l*，Alb 4.2g/d*l*，BUN 6.5mg/d*l*，Cre 0.6mg/d*l*，

　LDL-C 175mg/d*l*，TG 310mg/d*l*，HDL-C 55mg/d*l*

(2)　管理栄養士が栄養食事指導時に収集した栄養学的情報

【体　　重　　歴】減量経験：3回　20歳58kg，30歳66kg，40歳75kg，50歳82kg，55歳85kg

【食　事　歴】

　① 食事は，仕事を始めたころより朝昼兼用となり，兼用食は外食，夕食も大半が外食。食事は比較的ゆっくりとかんで食べるように心掛けている。

　② 仕事量の増加とともに付き合いも増え，飲酒量が急速に増えた。

　③ 仕事の疲れをとるために，紅茶を1日10杯ジャムを入れて飲んでいる。

　④ 朝食を食べないため，10時ころには和菓子を2～3個食べる。

　⑤ 肉料理は子どものころより好物で，1日1～2回は食べる。

　⑥ 牛乳は幼少のころより嫌いで，飲んでいない。

　⑦ 野菜も嫌いで，外食主体になり益々食べる量が減ってきた。

　⑧ 基本的に濃厚な味付けは好きで，食べる際には上からソースをかける。汁物は欠かさず飲む。しかし漬物は嫌い。

【栄養素等摂取量】（/日）

エネルギー 2,995kcal	たんぱく質 110g	動物性たんぱく質 65g	脂質 85g	動物性脂質 50g	炭水化物 295g	食塩 18g
コレステロール 278mg	カルシウム 355mg	食物繊維 12g				

【生　活　歴】① 仕事上移動は車を利用し，座位でいる時間が長い。

　　　　　　　② 運動習慣はない。

　　　　　　　③ 1日5,000歩未満。

【体格指標】TSF 24.8mm，AC 29.3cm，ウエスト周囲長 138cm

表7-4 栄養管理（食事指導）報告書の記入例

栄養管理（食事指導）報告書（SOAP用紙）（記入例）

氏名		カルテID	栄養指導No
病棟訪問日　　　年　　月　　日			

栄養診断
栄養診断は，重要なものから優先して選択し，できる限り１つに絞りこむ（複数可）。
＊栄養診断は重要なものから順に番号をつけて列挙する。
　NI-1.3 エネルギー摂取量過剰
　NI-2.2 経口摂取量過剰

S	＊栄養に限局した栄養診断を行うための根拠となる主観的データ ＊患者の（主観的な）訴えや発言 ＊質問に対する回答や自覚症状等 例）肉料理好き，野菜嫌い，濃厚な味付け好き、最近疲れやすい
O	＊栄養に限局した栄養診断を行うための根拠となる客観的データ 【食物／栄養関連の履歴】 【身体計測】 【生化学データ，医学検査】 【栄養に焦点をあてた身体所見】 【個人履歴】 　TSF ○mm　％TSF ○％　AMC △cm　％AMC △％ 　１日の栄養素等摂取量：En ○kcal　P △g　H_2O ◇ml　NaCl □g　間食 ○kcal　アルコール ◎g 　咀嚼回数：１口10回未満，１食５分以内　　　　P：F：C＝20：30：50　　　　　　　　　等
A	＊SとOによる評価 FH：食物／栄養関連の履歴， AD：身体計測， BD：生化学データ，医学検査， PD：栄養に焦点をあてた身体所見， CH：個人履歴から，科学的根拠に基づいて慎重に解釈・分析を行う。 ＊栄養診断の根拠を，PES報告で簡潔に記録する。 例）エネルギー摂取量が目標量の180％と多く，体重増加が見られることから，不適切な食物 　　選択によるエネルギー摂取量過剰の状態にあると栄養診断する。
P	Mx）モニタリング計画　栄養ケアの結果としての変化を反映する栄養ケア指標を選択する。 例）エネルギー摂取量，体重，歩数 ――― Rx）栄養治療計画 ＊１日の目標栄養量（En ○kcal　P △g　H_2O ◇ml） Ex）栄養教育計画 例）適正な食事摂取量についての患者の理解と行動変容支援 　　３日間食事記録用紙提出　　糖尿病教室参加　　体重日誌記録　　　　　　　　　　等
	担当管理栄養士

実習8　栄養管理計画書の作成（各種課題症例）

目的　1）さまざまな疾患・病態別の栄養管理計画書の作成について理解する。

実施項目　1）さまざまな疾患・病態別栄養管理計画書作成

準備　電卓，栄養管理計画書（用紙5-1），栄養指標算出表（用紙2-1），栄養治療実施計画 兼 栄養治療実施報告書（以下，NST報告書）（用紙8-1），経腸栄養剤栄養計算ソフト

　　＊経腸栄養剤の栄養計算には，無料で提供されているものもある：PDN栄養管理プログラム
　　　　　　　　　　　　　　　　　　　　　　　　　　　　（PEGドクターズネットワーク）

＊用紙は1症例1枚ずつ使用

手順

実習の目的
（5分）

↓

栄養管理計画書
各種課題症例検討
（70分）

↓

発表・検討
（40分）

↓

講評（20分）

実習8，9には栄養食事療法に関する各種ガイドラインを示している。これらは主治医が決定するもので，管理栄養士が主治医に提案できる内容をp.75に示している。食種の変更に関しては，主治医の承認が必要である。

☞pp.46〜73

用紙5-1
（栄養管理計画書）

用紙8-1
（NST報告書）

各種
課題症例
pp.46〜73

さまざまな課題症例の中から選んで，「栄養管理計画書」を作成する。

症例6，7，10では，NSTの管理栄養士として経腸栄養剤の栄養価計算等を行いNST報告書に必要事項を入力，カンファレンスに参加し現状報告や提案を行えるようにする。

実施8-1　栄養管理計画書の作成（各種課題症例）

① 表8-1（各種課題症例）の中から選んだ症例について，用紙5-1を用いて，栄養管理計画書を個人またはグループで作成する。

② 症例6，7，10に関しては，さらにNSTの管理栄養士としてNST報告書に対象者のデータを収集・入力し，回診・カンファレンスに参加し現状報告や提案を行えるようにする。経腸栄養剤の栄養計算も行うこと。

NST加算で対象となる患者（診療報酬制度2022年改定より抜粋）

●栄養管理計画の策定に係る栄養スクリーニングの結果，血中アルブミン値が3.0g/dl以下であって，栄養障害を有すると判定された患者

●経口摂取又は経腸栄養への移行を目的として，現に静脈栄養法を実施している患者

●経口摂取への移行を目的として，現に経腸栄養法を実施している患者

●栄養サポートチームが，栄養治療により改善が見込めると判断した患者

●1日当たりの算定患者数は，1チームにつき概ね30人以内とする。

栄養サポートチームの活動（診療報酬制度2022年改定より抜粋）

栄養サポートチームは，以下の診療を通じ，栄養状態を改善させ，また，必要に応じて経口摂取への円滑な移行を促進することが必要である。

●栄養状態の改善に係るカンファレンス及び回診が週1回程度開催されており，栄養サポートチームの構成員及び必要に応じて，当該患者の診療を担当する保険医，看護師等が参加している。

●カンファレンス及び回診の結果を踏まえて，当該患者の診療を担当する保険医，看護師等と共同の上で，別紙様式5（本書では用紙8-1）又はこれに準じた栄養治療実施計画を作成し，その内容を患者等に説明の上交付するとともに，その写しを診療録等に添付する。

●栄養治療実施計画に基づいて適切な治療を実施し，適宜フォローアップを行う。

●治療終了時又は退院・転院時に，治療結果の評価を行い，それを踏まえてチームで終了時指導又は退院時等指導を行い，その内容を別紙様式5（本書では用紙8-1）又はこれに準じた栄養治療実施報告書として記録し，その写しを患者等に交付するとともに診療録等に添付する。

脂質異常症診断基準

LDLコレステロール	140mg/dL以上	高LDLコレステロール血症
	120～139mg/dL	境界域高LDLコレステロール血症[**]
HDLコレステロール	40mg/dL未満	低HDLコレステロール血症
トリグリセライド	150mg/dL以上(空腹時採血[*]) 175mg/dL以上(随時採血[*])	高トリグリセライド血症
Non-HDLコレステロール	170mg/dL以上	高non-HDLコレステロール血症
	150～169mg/dL	境界域高non-HDLコレステロール血症[**]

* 基本的に10時間以上の絶食を「空腹時」とする。ただし水やお茶などカロリーのない水分の摂取は可とする。空腹時であることが確認できない場合を「随時」とする。

** スクリーニングで境界域高LDL-C血症，境界域高non-HDL-C血症を示した場合は，高リスク病態がないか検討し，治療の必要性を考慮する。

• LDL-CはFriedewald式（TC−HDL-C−TG/5）で計算する（ただし空腹時採血の場合のみ）。または直接法で求める。

• TGが400mg/dL以上や随時採血の場合はnon-HDL-C（＝TC−HDL-C）かLDL-C直接法を使用する。ただしスクリーニングでnon-HDL-Cを用いるときは，高TG血症を伴わない場合はLDL-Cとの差が+30mg/dLより小さくなる可能性を念頭においてリスクを評価する。

• TGの基準値は空腹時採血と随時採血により異なる。

• HDL-Cは単独では薬物介入の対象とはならない。

（日本動脈硬化学会編：「動脈硬化性疾患予防ガイドライン2022年版」，日本動脈硬化学会，2022）

実習
8

表8-1 各種課題症例一覧表

症例	疾患名	ページ	特　徴		課題の重要度
1	慢性心不全	46・47	81歳　女性 肥満を伴う患者の食事療法	◎	ぜひやっておきたい
2	2型糖尿病	48・49	51歳　男性 肥満を伴う患者の食事療法	◎	ぜひやっておきたい
3	非代償性肝硬変	50・51	64歳　男性 肝硬変時の食事療法	◎	ぜひやっておきたい
4	慢性腎不全 （保存期）	52・53	45歳　女性 保存期腎不全の食事療法	◎	ぜひやっておきたい
5	食物アレルギー	54・55	4歳　男児 食物アレルギー児の外来での栄養指導	○	やっておきたい
6	褥瘡	56・57	83歳　女性 低栄養の栄養管理	◎	ぜひやっておきたい （NST報告書）
7	クローン病	58～60	23歳　男性 クローン病の食事療法	○	やっておきたい （NST報告書）
8	慢性閉塞性肺疾患 （COPD）	61・62	74歳　男性 COPDの食事療法	○	やっておきたい
9	直腸癌 （ストーマ造設術後）	63・64	48歳　男性 術後9日目 ストーマ造設術後の栄養管理	△	時間があれば （やや難しい）
10	進行胃癌	65～67	34歳　女性 チーム医療の中で取り組む術前・術後・退院後の栄養指導	◎	ぜひやっておきたい （NST報告書）
11	摂食嚥下障害	68・69	72歳　女性 摂食嚥下障害患者の退院時栄養食事指導	◎	ぜひやっておきたい
12	重症心身障害	70・71	3歳　女児 重症心身障害児のペースト食の進め方	○	やっておきたい
13	血液透析	72・73	48歳　男性 慢性腎不全血液透析導入患者の食事療法	○	やっておきたい

追加症例	1型糖尿病	PDF ダウンロード	62歳　男性 持続血糖測定器（FreeStyleリブレ）を使った症例	○	やっておきたい

症例1　慢性心不全　81歳　女性

【病　　　名】慢性心不全

【主　　　訴】労作時息切れ，下肢の浮腫，食欲低下

【現　病　歴】最近，労作時息切れを自覚していたが，加齢のためと思い放置していた。前日から尿量が減少し，下肢の浮腫を自覚，食欲が低下し受診。

家族歴・家族構成

（81歳）■──●81歳

55歳□──○52歳

【体　重　歴】1年前64kg　罹患前65kg

【既　往　歴】4年前，胆石症に対し，腹腔鏡下胆嚢摘出術施行。3年前，糖尿病（境界型），高血圧症，脂質異常症。

【職　　　歴】無職

【診　察　所　見】身長140cm，体重65.9kg，下腿周囲長35.4cm，腹囲104cm，血圧134/79mmHg，脛骨前面と足背に圧痕あり

【治　療　状　況】慢性心不全の治療歴なし

【治　療　方　針】薬物療法（イルベサルタン錠100mg 1日1回，アゾセミド錠60mg 1日1回）と食事療法にて外来経過観察

【指示栄養量】En 1,400kcal，P 60g，食塩6g

【食　生　活】

① 2日前までの食欲は良好で，1日3食の食事に加え1〜2回間食する。

② ご飯は1回1膳で，もち，すいとん，いも類，かぼちゃ，とうもろこし等を好む。

③ 1日に味噌汁2〜3回，梅干し1個，漬物2〜3回，濃い味付けを好む。

④ 偏食で，佃煮や漬物など好みの食品を自分で購入し，好きなものを食べる。

⑤ 自分で調理する際の野菜料理は，漬物，煮物，油炒め，天ぷらが多い。（主な調理担当者は息子の妻）

⑥ 1週間で卵2個，魚2回，肉1回未満で，大豆製品は毎日1回以上食べる。

⑦ 間食は，果物，菓子，牛乳，ヨーグルト，乳酸菌飲料を1回1〜2品食べる。

⑧ 残存歯18本と義歯3本で，もち，たくあんを噛み砕くことができる。

⑨ 疲労回復を目的に，ドリンク剤を2日に1本程度飲む。

【生　活　習　慣】

① 重労働ではない畑作業（種まき・収穫・草取り30分程度）をしている。

② 日中は座椅子に座り，テレビを観ていることが多い。

③ 友人（80歳代）とのお茶飲みや会食，買い物（1回/週）が楽しみである。

●看護記録

(1) 看護問題

　#1　慢性心不全

　#2　肥満による糖尿病（境界型），高血圧症，脂質異常症

　#3　膝，下肢の痛み

(2) 看護計画

　#1⇒内服治療薬の継続により，心不全が悪化しないようサポートしていく。

　#2⇒食事療法と運動療法により，減塩と減量の目標達成ができるよう教育を行う。食事療法については，管理栄養士との連携を図る。

　#3⇒鎮痛剤の使用状況を把握するとともに，減量の必要性を教育する。

●臨床検査

初診時血液生化学検査（食後4時間）

Hematology		Biochemistry			
WBC	7,800／μl	T-Bil	0.7 mg/dl	GGT	16 U/l
RBC	380／μl	TP	7.2 g/dl	ChE	245 U/l
Hb	11.8 g/dl	Alb	4.1 g/dl	NT-proBNP	1,701 pg/ml
Ht	36 %	BUN	15 mg/dl	T-Cho	154 mg/dl
Plt	29.7×10⁴／μl	Cre	0.56 mg/dl	HDL-C	44 mg/dl
		eGFR	74 ml/分/1.73m²	TG	102 mg/dl
		AST	20 U/l	BS	121 mg/dl
		ALT	15 U/l	HbA1c	5.5 %
		ALP	76 U/l	Fe	46 μg/dl
		LDH	195 U/l	Ferritin	94 ng/ml

尿検査

尿糖 （－）	尿蛋白 （－）	ケトン体 （－）	潜血 （－）

身体構成成分（InBody による測定結果）

＜体成分分析＞	単位	測定値	標準範囲	体水分量	除脂肪体重	体重
細胞内水分量	l	14.6	13.1～15.9	24.5l	33.0kg	65.9kg
細胞外水分量	l	9.9	8.0～9.8			
たんぱく質＋ミネラル量	kg	8.5	7.6～9.3			
体脂肪量	kg	32.9	8.3～13.3			

＜筋肉・脂肪＞	単位	測定値	標準範囲	低	標準	高
体重	kg	65.9	35.2～47.6		100	159%
筋肉量	kg	31.2	27.1～33.1		100	104%
体脂肪量	kg	32.9	8.3～13.3		100	477%

＜肥満指標＞	単位	測定値	標準範囲	低	標準	高
BMI	kg/m²	33.6	18.5～25.0		23.5	33.6kg/m²
体脂肪率	%	49.9	18.0～28.0		23	49.9%

	＜部位別筋肉量＞			＜部位別水分量＞			＜ECW/TBW＞
	単位	測定値	標準範囲	単位	測定値	標準範囲	
右腕	kg	1.78	1.21～1.81	l	1.39	0.94～1.42	0.385
左腕	kg	1.73	1.21～1.81	l	1.35	0.94～1.42	0.385
体幹	kg	15.5	12.3～15.1	l	12.2	9.7～11.8	0.406
右脚	kg	4.92	4.31～5.27	l	3.87	3.38～4.13	0.410
左脚	kg	4.53	4.31～5.27	l	3.55	3.38～4.13	0.400

ECW/TBW 合計：0.403

＜研究項目＞	単位	測定値	標準範囲		単位	測定値
骨格筋量	kg	17.1	15.2～18.6	基礎代謝量	kcal	1,083
たんぱく質量	kg	6.3	5.7～6.9	TBW/FFM	%	74.2
骨ミネラル量	kg	1.81	1.60～1.96	内臓脂肪断面積	cm²	111.1
体細胞量	kg	20.9	18.7～22.9			

ECW：細胞外水分量　TBW：体水分量　FFM：除脂肪量

資料①：結果の見方 　　資料②：体水分測定について

症例2　2型糖尿病　51歳　男性

【病　　　　名】2型糖尿病

【主　　　　訴】尿の泡立ち，口渇感

【現　病　歴】半年前の健康診断時に高血糖を指摘された。2か月前に当院を受診し，食事・運動療法を開始。最近，排尿時の尿の泡立ちと口渇感が気になり精査施行。結果，医師より糖尿病教育入院を勧められ入院。

【体　重　歴】1か月前80kg

【既　往　歴】特記すべきことなし

【職　　　　歴】タクシー運転手

【診察所見】身長167cm，体重77kg（−3kg/1か月）
　　　　　　　血圧148/82mmHg

【治療状況】食事・運動療法により経過観察中。

【治療方針】食事・運動療法に加え，薬物療法を導入

【指示栄養量】En 1,800kcal（22.5単位），P 70g，食塩6g未満

家族歴・家族構成

（81歳）■─○75歳

51歳▨─○45歳

19歳□　16歳□

【食　生　活】

① 朝・夕食は自宅で妻の料理，昼食は外食，夜食はコンビニという日々。

② 濃い味（脂っこく，食塩の多いもの）のメニューが好きで，昼食は揚げ物が入った定食や，うどん・ラーメンなどの麺類が中心。

③ 仕事中に缶コーヒー（微糖）を4〜5本/日飲む。

④ 出された野菜は食べるが，自分からすすんで食べることはない。

⑤ 周りの人たちに比べ，食事時間が非常に短い。

⑥ アルコールの摂取習慣はない。

【生活習慣】

① 喫煙習慣があり，喫煙本数は1日20本程度。

② 仕事柄，勤務時間が不規則で，まとまった睡眠時間が確保できない。

③ 1日の歩数は常に3,000歩以下で，その他の運動習慣はない。

●看護記録

(1) 看護問題

　#1　食事制限に対するストレス

　#2　活動量の不足

　#3　喫煙習慣

(2) 看護計画

　#1⇒糖尿病の行く末について理解させ，自発的に食事制限に取り組めるようメンタル面でのサポートを図っていく。

　#2⇒可能な範囲で活動するよう，積極的に促していく。

　#3⇒主治医を通し専門医に相談し，入院期間中から薬物治療も考慮した禁煙を開始し，退院後も継続できるようメンタルコントロールを図っていく。

▷ 症例解説動画

●臨床検査

入院時血液生化学検査					
Hematology		Biochemistry			
WBC	4,800 / μl	T-Bil	0.8 mg/dl	UA	7.0 mg/dl
RBC	290×10^4 / μl	TP	6.8 g/dl	T-Cho	230 mg/dl
Hb	9.8 g/dl	Alb	4.3 g/dl	TG	361 mg/dl
Ht	29.4 %	AST	25 U/l	HDL-C	38 mg/dl
MCV	101 fl	ALT	32 U/l	LDL-C	160 mg/dl
MCH	34 pg	ALP	187 U/l	FPG	190 mg/dl
MCHC	33.3 %	LDH	122 U/l	食後2 h血糖	284 mg/dl
Plt	25.0×10^4 / μl	GGT	51 U/l	HbA1c	8.6 %
		ChE	400 U/l	抗GAD抗体	（−）
		BUN	20 mg/dl	IRI	5.3 μ U/ml
		Cre	0.9 mg/dl	HOMA-R	2.49

尿検査	pH	7	尿蛋白（−）	ケトン体 （−）	ウロビリノーゲン（±）
	比重	1.017	潜血 （−）	ビリルビン（−）	糖 （3+）
便検査	FOB	陰性	**眼底検査** 異常を認めず		

表8-2　糖尿病診療ガイドライン　2019（抜粋）

ステートメント
CQ 3-1　糖尿病の管理に食事療法は有効か？
●糖尿病の管理には，食事療法を中心とする生活習慣の是正が有効である。【推奨グレードA（強い推奨）】
CQ 3-2　食事療法の実践にあたっての管理栄養士による指導は有効か？
●食事療法の実践にあたって，管理栄養士による指導が有効である。【推奨グレードA（強い推奨）】
Q 3-3　総エネルギー摂取量をどのように定めるか？
●2型糖尿病の食事療法の目的は，全身における良好な代謝状態を維持することによって，合併症を予防し，かつ進行を抑制することにある。そのために，体重に見合う総エネルギー摂取量を設定するが，目標とする体重は患者の年齢，病態等によって異なることを考慮し，個別化を図ることが必要である。まず，治療開始時に総エネルギー摂取量の目安を定め，病態，年齢や体組成，患者のアドヒアランスや代謝状態の変化を踏まえ，適宜変更する。 〈目標体重（kg）の目安〉 　総死亡が最も低いBMIは年齢によって異なり，一定の幅があることを考慮し，以下の式から算出する。 　65歳未満：［身長（m）］$^2 \times 22$，65歳から74歳：［身長（m）］$^2 \times 22 \sim 25$，75歳以上：［身長（m）］$^2 \times 22 \sim 25$* 　　*：75歳以上の後期高齢者では現体重に基づき，フレイル，（基本的）ADL低下，合併症，体組成，身長の短縮， 　　　摂食状況や代謝状態の評価を踏まえ，適宜判断する。 〈身体活動レベルと病態によるエネルギー係数（kcal/kg）〉 　①軽い労作（大部分が座位の静的活動）：25〜30　②普通の労作（座位中心だが，通勤・家事，軽い運動を含む）：30〜35 　③重い労作（力仕事，活発な運動習慣がある）：35〜 〈総エネルギー摂取量の目安〉 　総エネルギー摂取量（kcal/日）＝目標体重（kg）**×エネルギー係数（kcal/kg） 　　**：原則として年齢を考慮に入れた目標体重を用いる。
Q 3-4　栄養素摂取比率をどのように定めるか？
●糖尿病の予防・管理のための望ましいエネルギー産生栄養素比率について，これを設定する明確なエビデンスはない。
●患者の身体活動量，合併症の状態，年齢，嗜好性などに応じて，適宜，柔軟に対処する。
Q 3-8　食物繊維の摂取量は糖尿病の管理にどう影響するか？
●食物繊維は糖尿病状態の改善に有効であり，炭水化物摂取量とは無関係に20g/日以上の摂取を促す。
Q 3-10　食塩の摂取量は糖尿病の管理にどう影響するか？
●食塩摂取目標量は，男性7.5g/日，女性6.5g/日未満とし，高血圧合併例の食塩摂取量を6.0g/日未満とする。
Q 3-11　アルコールの摂取量は糖尿病の管理にどう影響するか？
●アルコール摂取量の上限として25g/日を目安として，個々の飲酒習慣によって個別化を図る。アルコール飲料の種類による糖尿病管理に及ぼす影響の差異は明らかではないが，発泡酒などでは含有される炭水化物のエネルギーにも留意する。インスリン療法中の患者では，急性効果としての低血糖に注意する。これらの要因が管理できれば，飲酒は許容してよい。

CQ：推奨度（推奨グレード）を問う疑問として回答が可能な臨床的疑問．Q：「CQ」以外の臨床的疑問

症例3 非代償性肝硬変 64歳 男性

【病　　　名】非代償性肝硬変

【主　　　訴】見当識障害

【現　病　歴】1年程前より下肢のむくみや肌の黄染あり。最近，腹部膨満感や味覚の鈍化による食欲不振，朝方の全身倦怠感が出現していたが，放置していた。自宅で，時間や場所が認識できなくなり，緊急入院となった。

【既　往　歴】30歳時に交通事故にあい，輸血歴あり。

【職　　　歴】無職

【診 察 所 見】身長162cm，体重58kg（＋3kg／1か月）
　　　　　　　血圧152/80mmHg

【治 療 状 況】薬物療法（降圧利尿薬，ラクツロース）

【治 療 方 針】投薬による腹水管理と便秘管理

【指示栄養量】En 2,000kcal，P 40g，
　　　　　　　肝不全用経腸栄養剤，食塩 6g未満

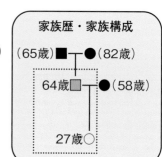

家族歴・家族構成

【食　生　活】

① 飲酒習慣あり。主食なく，おかず中心の食生活。野菜の摂取量も少ない。

② 夕食時に缶ビール1本（350mℓ）程度を毎日摂取している。

③ 食事回数は1日3回。

【生 活 習 慣】

① 便秘症のため，排便は3日に1回程度である。

② 特別趣味もなく，夕食時のアルコール摂取が唯一の楽しみである。

③ 調理担当者（娘）の仕事の都合もあり，食事時間や食事量が不規則。

④ 外出は1回/週で，車を利用。

●看護記録

(1) 看護問題

　＃1　疾患や治療に対する不安

　＃2　禁酒に伴うストレス

　＃3　肝不全用経腸栄養剤のとり方

(2) 看護計画

　＃1⇒正しい知識を伝達し，自発的に治療に取り組めるようメンタル面でのサポートを図っていく。

　＃2⇒公認心理師または臨床心理士と連携をとり，患者のストレスを解消できるようサポートしていく。

　＃3⇒主治医や管理栄養士と連携をとり，摂取ミスのないように徹底していく。

＊公認心理師：心理職の国家資格

＊臨床心理士：公益財団法人日本臨床心理士資格認定協会により認定される資格

 症例解説動画

●臨床検査

入院時血液生化学検査

Hematology		Biochemistry			
WBC	2,500 / μl	T-Bil	2.5 mg/dl	T-Cho	112 mg/dl
RBC	245×10⁴ / μl	TP	6.2 g/dl	TG	60 mg/dl
Hb	4.5 g/dl	Alb	2.8 g/dl	HDL-C	38 mg/dl
Ht	20.5 %	AST	52 U/l	LDL-C	72 mg/dl
MCV	83.6 fl	ALT	62 U/l	FPG	150 mg/dl
MCH	18.3 pg	ALP	320 U/l	HbA1c	7.1 %
MCHC	21.8 %	LDH	202 U/l	PTT	72 %
Plt	9.7×10⁴ / μl	GGT	78 U/l	NH₃	215 μ g/l
		ChE	133 U/l	Fischer比	1.7
		BUN	9 mg/dl		（p.80参照）
		Cre	0.8 mg/dl	Serology*	
		UA	5.6 mg/dl	HBs 抗原	（−）
				HCV抗体	（＋）

＊Serology（Serological test）：血清学検査

尿検査				便検査	
pH	6.5	ケトン体	（−）	FOB	陰性
比重	1.015	ビリルビン	（＋）		
尿蛋白	（−）	ウロビリノーゲン	（＋）		
潜血	（−）	糖	（−）		

表8-3 肝硬変診療ガイドライン 2020（抜粋）

ステートメント
BQ 3-1 肝硬変患者の低栄養状態や肥満は予後に影響するか？
●肝硬変患者の低栄養状態や肥満は予後に影響を及ぼすため適切な対策が必要である。
BQ 3-2 就寝前エネルギー投与は肝硬変の病態に影響するか？
●就寝前エネルギー投与は肝硬変の病態を改善する。
BQ 3-3 分岐鎖アミノ酸製剤投与は肝硬変の病態改善に有用か？
●肝硬変では蛋白・エネルギー低栄養（PEM）の状態を評価したうえで，必要に応じて分岐鎖アミノ酸製剤を投与する。
BQ 3-4 肝硬変患者に推奨されるエネルギー・蛋白質摂取量は？
●エネルギー摂取量は，耐糖能異常のない場合 25～35kcal/kg（標準体重）/日，蛋白質必要量は，蛋白不耐症がない場合1.0～1.5g/kg/日（BCAA製剤を含む）を基本とする。
CQ 3-1 糖尿病は肝硬変の病態に影響するか？
●糖尿病や糖代謝異常は，合併症の憎悪や肝発癌など肝硬変の病態に負の影響を与えるので，適切に管理・介入することを推奨する。【推奨の強さ：強（合意率100%），エビデンスレベル：A】
CQ 3-2 分割食や食習慣は肝硬変患者の病態に影響するか？
●肝硬変患者には分割食や就寝前エネルギー投与を推奨する。【推奨の強さ：強（合意率100%），エビデンスレベル：B】

臨床疑問（clinical question: CQ）・背景疑問（background question: BQ）
（日本消化器病学会・日本肝臓学会編『肝硬変診療ガイドライン2020（改訂第3版）』南江堂，2020）

症例4 慢性腎不全 (保存期) 45歳 女性

【病　　　名】慢性腎不全

【主　　　訴】全身倦怠感, 下肢浮腫, 両足の攣りおよびこむらがえり

【現　病　歴】5年前健康診断にて蛋白尿と高血圧を指摘されたが, 自覚症状なく, 3年間放置。その後の健康診断で要精査と診断され, 某大学病院腎臓内科を受診。栄養食事指導を受けるよう医師から指示されたが, 処方された内服薬のみで, 管理栄養士による指導を受けないまま放置。その後はほとんど受診なく, 秘書に薬のみ病院へ取りに行かせる状況が1年半継続した。1年前, 血液検査結果悪化のため, 同病院腎臓内科に入院。退院時の検査所見は, Cre 1.6mg/dl, BUN 25mg/dl, eGFR 29ml/分/1.73m², 血圧 157/95mmHg, 尿蛋白 0.55g/日であった。退院後2か月ごとの外来診察は受診するも, 食事療法の実践はなく, 最終的に, 初診から5年後の11月に再入院した。

【体　重　歴】40歳60kg, 43歳51kg, 45歳45kg (10月)

【既　往　歴】18歳:急性糸球体腎炎, 35歳:高尿酸血症

【職　　　歴】地方公務員 (議員)

【診　察　所　見】身長160cm, 体重48kg

　　　　　　　　収縮期血圧168〜155mmHg,

　　　　　　　　拡張期血圧101〜87mmHg

家族歴・家族構成

73歳□─○69歳
48歳□─●45歳
(40歳高血圧症)
23歳□　20歳□

【治　療　状　況】経口吸着剤 (クレメジン), 降圧利尿剤 (ラシックス)

【治　療　方　針】積極的な食事療法の実践と薬物療法を併用し, 透析導入の遅延を図る。

【指示栄養量】腎不全食:En 1,800kcal, P 40g, 食塩6g未満, K 1,500mg以下

【食　生　活】

① 食事は1日2〜5回。食事時間, 摂取量ともに不規則。

② 仕事主体のため, 食事は全面的にお手伝いさんに任せている。

③ 外食は, 1週間に1〜4回。主に会席料理を利用。

④ 体力を補うためにも肉・魚・卵・豆腐・牛乳は, 毎日欠かさず食べる。

⑤ 夜食には大好物の和菓子を毎日摂取する (饅頭,羊羹,もなか,かりん糖など)。

⑥ 不足しがちな栄養素 (アミノ酸, ビタミン, ミネラル) は, サプリメントにより補っている。

⑦ アルコールは, 仕事上の会食の席 (黒ビール中瓶2〜3本) のみならず, 就寝前にも黒ビール中瓶1本, ワイン1/2本を飲む。

【生　活　習　慣】

① 床につくと, 当日, 翌日の仕事のことが気になり, 眼も冴えてしまい寝つきが悪い。

② 睡眠時間は平均4〜5時間である。

③ 休みは, 1か月に1〜2回と多忙である。

④ 下肢浮腫を生じるようになってからは, より一層移動手段には車を利用するようになった。

●看護記録

(1)　看護問題
　　＃１　不眠，睡眠不足
　　＃２　休養不足
　　＃３　ストレス
(2)　看護計画
　　＃１⇒主治医を通し専門医に相談し，メンタルコントロールを図るとともに，薬物療法併用により，睡眠導入を容易とし，睡眠不足の解消に努める。
　　＃２⇒本人との面談を繰り返し，心身の疲労を軽減し，体調管理，腎機能負担軽減のためにも，仕事のスケジュール調整も含め，週１回以上の休みを取っていくよう教育する。
　　＃３⇒＃１，２の解決に努めることにより，ストレスの軽減を目指すとともに，患者のストレス要因の改善のため，公認心理師または臨床心理士との連携を図る。

●臨床検査

入院時血液生化学検査

Hematology

WBC	6,200 / μl			
RBC	342×10^4 / μl			
Hb	9.8 g/dl			
Ht	31.2 %			
MCV	91.2 fl			
MCH	28.2 pg			
MCHC	30.9 %			
Plt	25.2×10^4 / μl			

Biochemistry

T-Bil	0.8 mg/dl	LDL-C	155 mg/dl
TP	6.1 g/dl	HDL-C	35 mg/dl
Alb	3.0 g/dl	TG	107 mg/dl
AST	22 U/l	FPG	103 mg/dl
ALT	18 U/l	HbA1c	4.7 %
ALP	119 U/l	Na	134 mEq/l
LDH	89 U/l	K	5.6 mEq/l
GGT	33 U/l	Cl	99 mEq/l
ChE	177 U/l	Ca	7.5 mg/dl
BUN	48 mg/dl	P	6.8 mg/dl
Cre	2.4 mg/dl	Mg	2.0 mg/dl
UA	7.7 mg/dl		

尿検査

pH	6.4	ケトン体	（－）	
比重	1.009	ビリルビン	（－）	
尿蛋白	（2＋）	ウロビリノーゲン	（±）	
潜血	（－）	糖	（＋）	
尿蛋白定量	1.5g/日			
尿中Na	290mEq/日			

便検査

FOB　　陰性

表8-4　エビデンスに基づくCKD診療ガイドライン　2023（抜粋）

ステートメント
8-1 CQ　CKD患者診療に管理栄養士の介入は推奨されるか？
【推奨】CKDのステージ進行および腎代替療法への導入を抑制する可能性があるため，管理栄養士が介入することを推奨する【1C】
8-2 CQ　CKD患者にたんぱく質摂取量を制限することは推奨されるか？
【推奨】CKDのステージ進行を抑制することが期待されるため，腎臓専門医と管理栄養士を含む医療チームの管理のもとで，必要とされるエネルギー摂取量を維持し，たんぱく質摂取量を制限することを推奨する【1B】
8-3 CQ　CKD患者の血清K値を管理することは推奨されるか？
【推奨】総死亡，CVDのリスクを低下させる可能性があるため，CKD患者の血清K値を4.0mEq/L 以上，5.5mEq/L未満に管理することを推奨する【1C】
8-4 CQ　CKD患者への食塩制銀は推奨されるか？
【推奨】CKD患者において高血圧と尿蛋白が抑制されるため，6g/日未満の食塩摂取制限を推奨する【1C】ただし，末期腎不全，総死亡，CVDイベントに対する効果は不明である【なしD】
8-5 CQ CKD患者の代謝性アシドーシスに対する食事療法による介入は，推奨されるか？
【推奨】代謝性アシドーシスを有するCKD患者では，内因性酸産生量を抑制し，腎機能悪化を抑制する可能性があるため，アルカリ性食品（野菜や果物の摂取など）による食事療法を提案する【2C】

CQ(clinical question)，【アウトカム全般のエビデンスの強さ】 A(強)，B(中)，C(弱)，D(非常に弱い)
（日本腎臓学会編『エビデンスに基づくCKD診療ガイドライン　2023』東京医学社，2023）

症例5　食物アレルギー　4歳　男児

【病　　　名】食物アレルギー

【主　　　訴】発育不良

【現　病　歴】　生後5か月のとき，人工乳（それまでは母乳のみであった）を少量摂取して全身蕁麻疹。生後6か月から9か月にかけ，鶏卵製品（つなぎ，練り物）や乳製品（食パンなど）を与えて咳，蕁麻疹が出現。加熱卵黄は摂取しても問題なかった。以降，母の判断で鶏卵と牛乳を除去とした。

　　　　　　　1歳時に，鶏卵・牛乳入り菓子パンを一口誤食して咳と蕁麻疹が出た。

　　　　　　　2歳9か月のときに，乳成分入りの菓子を誤食してアナフィラキシーが起こった（咳，繰り返す嘔吐，顔面蒼白，意識消失）。このとき他院で施行された血液検査で，鶏卵および牛乳特異的IgEが陽性であることが確認された。

　　　　　　　3歳6か月の頃，試しに以前と同じ菓子パンを一口摂取させたが，症状は出なかった。3歳8か月のとき，今後の方針を相談するために当院初診，血液検査（特異IgE）で卵白8.7，オボムコイド1.4，牛乳31，カゼイン25.4であった。また，低身長であることを指摘された。3歳11か月時に，加熱卵白経口負荷試験を行い，最終1gまで摂取して問題なかった。以後，定期的に外来受診して加熱卵白摂取量の増量を目指すこととなった。

　　　　　　　4歳1か月のとき，発育不良に対する栄養評価と除去食指導のために栄養相談となった。

【既　往　歴】乳児期早期に湿疹があり，現在も乾燥肌が続いている。喘息なし。その他，特記すべきことなし。

【診 察 所 見】身長86.8cm，体重11kg。乾燥肌以外に診察上特記すべき所見なし。発達の遅れなし。

【治 療 状 況】薬物療法なし。牛乳完全除去中。加熱卵黄は摂取可能。加熱卵白は1gまでの摂取を週2回続けている。

【治 療 方 針】外来で計画的，段階的に加熱卵白の増量摂取をしていく予定

【指示栄養量】En 1,400kcal，P 45g

【食 生 活】朝食は，しらす干しの入った大きめのおにぎり，豆腐の入った味噌汁，バナナ2分の1本。昼食は，保育所で鶏卵，牛乳の除去食。おやつ時は，保育所で豆乳を飲んでいる（自宅と合わせて1日200ml程度）。夕食は，保育所から帰宅後17時頃にとっている。食事に1時間ほどかかり，集中できていない。

 症例解説動画

●臨床検査

外来時血液生化学検査

Hematology		Biochemistry			
WBC	9,600 / μl	T-Bil	0.52 mg/dl	T-Cho	150 mg/dl
Neut	52.8 %	TP	7.7 g/dl	TG	78 mg/dl
Eo	5.8 %	Alb	4.6 g/dl	FPG	100 mg/dl
Ba	0.3 %	AST	31 U/l	Na	138 mEq/l
Lym	36.3 %	ALT	11 U/l	K	4.1 mEq/l
Mono	4.8 %	ALP	698 U/l	Cl	103 mEq/l
RBC	432×10^4 / μl	LDH	277 U/l		
Hb	12.6 g/dl	GGT	11 U/l		
Ht	36.2 %	ChE	391 U/l		
MCV	78.9 fl	BUN	14.2 mg/dl		
MCH	27.5 pg	Cre	0.25 mg/dl		
MCHC	34.8 %	UA	4.1 mg/dl		
Plt	31.3×10^4 / μl				

Allergy Test

Total IgE	482 IU/ml	牛乳	31 UA/ml	卵白	6.12 UA/ml
CAP RAST		カゼイン	25.4 UA/ml	卵黄	4.07 UA/ml
コナヒョウヒダニ	98.9 UA/ml	チーズ	21.1 UA/ml	オボムコイド	1.01 UA/ml

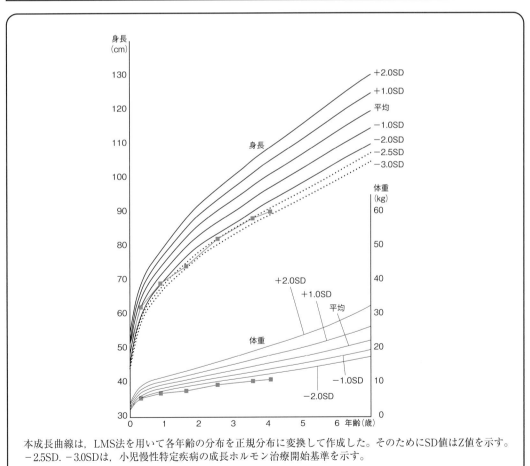

本成長曲線は，LMS法を用いて各年齢の分布を正規分布に変換して作成した。そのためにSD値はZ値を示す。
－2.5SD．－3.0SDは，小児慢性特定疾病の成長ホルモン治療開始基準を示す。

図8-1　横断的標準身長・体重曲線（0-6歳，男子（SD表示））
（2000年度乳幼児身体発育調査・学校保健統計調査）

（一般社団法人日本小児内分泌学会，加藤則子，磯島豪，村田光範：Clin Pediatr Endocrinol, 25：pp.71-76, 2016.）

症例6　褥瘡　83歳　女性

【病　　　名】	褥瘡，低栄養，脱水
【主　　　訴】	食欲不振，臀部痛
【現　病　歴】	80歳時に右大腿骨頚部を骨折したのを契機に寝たきり状態となった。81歳時には誤嚥性肺炎をきたし，一時入院加療。その後在宅にて療養していたが，1か月前より徐々に食欲不振となり，10日前からほとんど食事摂取不可能となったため受診した。仙骨に褥瘡（ステージⅣ）。
【体　重　歴】	6か月前 48kg
【職　　　歴】	なし
【診 察 所 見】	身長148cm，入院時体重35kg （－13kg（－27%）/ 10日間） 血圧138/80mmHg 浮腫＋，体温35.8℃
【治 療 状 況】	薬物療法なし，その他なし
【治 療 方 針】	褥瘡対策チームからNSTに依頼
【指示栄養量】	En 1,600kcal，P 70g，食塩 7g未満，水分1,300ml 経腸栄養（経鼻ルート），経腸栄養剤
【食 生 活】	①　食欲不振。 ②　約10日前からほとんど食べていない。
【生 活 習 慣】	①　80歳時の骨折を機に寝たきり。 ②　食事等の介護は夫。

家族歴・家族構成
85歳□──●83歳

●**看護記録**

(1)　看護問題

　＃1　食欲不振による著しい低栄養

　＃2　創部ケア

　＃3　介護者が高齢

(2)　看護計画

　＃1⇒NSTに依頼し，必要栄養量の確保を図る。

　＃2⇒褥瘡対策チームと連携を図り，ケアプランを作成し，褥瘡ケアを行う。

　＃3⇒体圧分散用寝具の使用を検討する。

　＃4⇒連携できる医療チームメンバーに褥瘡ケアに関する情報を提供し，協力体制をつくる。

●臨床検査

入院時血液生化学検査

Hematology		Biochemistry			
WBC	5,620 / μl	T-Bil	0.6 mg/dl	T-Cho	142 mg/dl
Seg	6 %	TP	5.6 g/dl	TG	99 mg/dl
Stab	81 %	Alb	1.9 g/dl	HDL-C	49 mg/dl
Eo	3 %	AST	15 U/l	FPG	80 mg/dl
Ba	2 %	ALT	9 U/l		
Lym	7 %	ALP	230 U/l		
Mono	1 %	GGT	21 U/l	Serology[*]	
RBC	314×10⁴ / μl	ChE	94 U/l	CRP	3.4 mg/dl
Hb	9.1 g/dl	BUN	15 mg/dl	（＊p.51参照）	
Ht	27.4 %	Cre	0.5 mg/dl		
MCV	87.3 fl				
MCH	29 pg				
MCHC	33.2 %				
Plt	23.3×10⁴ / μl				

尿検査	pH	6.3	ケトン体	（＋）	便検査	FOB	陰性
	比重	1.022	ビリルビン	（－）			
	尿蛋白	（－）	ウロビリノーゲン	（±）			
	潜血	（±）	糖	（－）			

表8-5　褥瘡の治療（栄養の項目）

CQ 8　褥瘡の治療に高エネルギー・高蛋白質の栄養補給は有効か？
【推奨文】　褥瘡の治療に高エネルギー・高蛋白質の栄養補給を提案する。 推奨の強さ▶2C[*]

＊推奨の強さ：2（行うことを推奨する）
　エビデンス総体のエビデンスの確実性（強さ）：C（効果の推定値が推奨を支持する適切性に関する核心は限定的である。）
　（褥瘡予防・管理ガイドライン第5版）

表8-6　褥瘡患者のエネルギー・たんぱく質の補給量の目安

エネルギー補給量	30～35kcal/kg/日
たんぱく質補給量	1.25～1.5g/kcal/日

（NPUAP/EPUAP/PPPIA クイックリファレンスガイド 2014）

症例7 クローン病 23歳 男性

【病　　　名】	クローン病（初発）
【主　　　訴】	腸間膜穿孔疑い
【現　病　歴】	高校生の頃（6年前）から，一時的に排便・排ガスが困難となり，腹部膨満感と腹痛に至ることが年に数回あった。この頃から痔瘻があって治療していたが，難治性であった。近医の定期採血で炎症数値が高く，紹介先の腹部CTで腸間膜にフリーエアーを認めたため，精査加療目的に消化器内科紹介となる。
【体　重　歴】	通常時体重51.1kg，現体重45.5kg（身長170.0cm，BMI 15.7kg/㎡）
【既　往　歴】	特になし
【職　　　歴】	大学生
【治 療 状 況】	絶食・精査加療
【治 療 方 針】	CT検査・経口経肛門小腸内視鏡検査，痔瘻のMRI，NST介入
【指示栄養量】	En 1,800kcal（REE×活動係数1.3），P 68g（現体重×1.5あるいはIBW×1.2），F 30g
【食 生 活】	① 入院前までの食事：大学生だがリモート授業も多く，昼食は自宅での食事が中心で時々学食での食事。自宅ではチャーハン，レトルトカレー，ラーメンが多かった。学食では天津マーボー丼が好物で頻繁に食していた。もしくはハンバーグなど肉類中心の定食。夕食は肉類中心の食事。フライドチキンのファストフード店でアルバイトをし，持ち帰りもあった。 ② 入院時の栄養（入院時より外科手術まで）：中心静脈栄養（エルネオパNF2号，イントラリポス，アミニック：1,795kcal/日，たんぱく質・アミノ酸64g/日）
【生 活 習 慣】	飲酒：機会飲酒，喫煙：なし
【入院時現症】	① 身体所見 　全身状態：良好。腹部：平坦・軟，腹部膨満感（－），圧痛（－）。食事：絶食。排便：普通便，黒色便（－），血便（－）。 ② 検査所見 　肝炎ウイルス検査：HBs-Ag-，HCV-Ab-。血液生化学検査：次ページ参照。

●看護記録

(1) 看護問題
　#1　現状，症状出現はない。
　#2　実家から大学に通っている。入院中リモート授業受講希望あり。
(2) 看護計画
　#1⇒回腸-直腸S状部間に瘻孔の疑いがあり，回腸切除，回腸結腸吻合（Kono-S），S状結腸瘻孔縫合閉鎖術予定。術後合併症に注意し，全身状態を観察する。
　#2⇒検査・治療に支障がない範囲での大学講義のサポート。

●臨床検査

入院時血液生化学検査

Hematology		Biochemistry			
WBC	7,600 /μl	T-Bil	0.26 mg/dl	Cre	0.74 mg/dl
Seg/Neut	80.0 %	TP	6.4 g/dl	eGFR	111.1
RBC	426×10^4/μl	Alb	3.2 g/dl	T-Cho	136 mg/dl
Hb	12.1 g/dl	AST	12 U/l	TG	99 mg/dl
Ht	38.4 %	ALT	8 U/l	CRP	0.86 mg/dl
		LDH（IFCC）	142 U/l	AMY	86 U/l
		ALP（IFCC）	61 U/l	CK	60 U/l
		GGT	14 U/l	Na	143 mmol/l
		ChE	236 IU/l	Cl	105 mmol/l
		BUN	8.5 mg/dl	K	4.0 mmol/l

●入院の経過

【臨床経過】小腸クローン病

　入院10日後，小腸内視鏡検査施行し回腸に狭窄と穿通（腸間膜への穿孔）を認め，CTで穿通を伴う膿瘍を認めた。穿通を伴う狭窄であり，内視鏡的治療の適応外と判断され，外科的治療目的に外科紹介となった。

　　穿通：穴があいた消化管が，隣接する組織や臓器によりふさがれた状態

　　穿孔：大腸などの消化管の壁に穴があくこと，あるいは穴があいた状態

　入院20日後，回腸切除，回腸結腸吻合（Kono-S），S状結腸瘻孔縫合閉鎖術

【栄養介入と栄養の経過】

　　入院4日目：NST介入

　　入院6日目：クローン病の基本について栄養指導（本人と両親に）

　　手　術　日：ソルデム3A（En 172kcal）

　　術後1日目：エルネオパNF1号（En 1,120kcal，P 40g）

　　術後2日目：エルネオパNF2号（En 1,640kcal，P 60g）

　　術後3日目：クローン病食1回食（3分粥，脂質・食物繊維制限食）

　　　　　　　　En 110kcal，P 2.5g，F 4.3g

　　　　　　　　+エルネオパNF2号（En 1,640kcal，P 60g）

　　術後4日目：クローン病食2回食（5分粥，脂質・食物繊維制限食）

　　　　　　　　En 444kcal，P 21.6g，F 7.2g

　　術後6日目：クローン病食2回食（全粥食，脂質・食物繊維制限食）

　　　　　　　　En 712kcal，P 25.8g，F 7.8g

　　術後8日目：NSTよりクローン病食3回食への変更（米飯食）と

　　　　　　　　En 1,542kcal，P 51.6g，F 14.3g

　　　　　　　　エレンタール1～2本の併用推奨

　　術後9日目：退院に向けて栄養指導実施（本人と母親に）

　　退院後：食物繊維の制限は不要

活動期の治療（病状や受容性により，栄養療法・薬物療法・あるいは両者の組み合わせを行う）		
軽症～中等症	中等症～重症	重症（病勢が重篤，高度な合併症を有する場合）
薬物療法 ・ブデソニド ・5-ASA製剤 ペンタサ®顆粒/錠，サラゾピリン®錠（大腸病変） **栄養療法（経腸栄養療法）** 許容性があれば栄養療法 経腸栄養剤としては， ・成分栄養剤（エレンタール®） ・消化態栄養剤（ツインライン®など）を第一選択として用いる。 ※受容性が低い場合は半消化態栄養剤を用いてもよい ※効果不十分の場合は中等症～重症に準じる	**薬物療法** ・経口ステロイド（プレドニゾロン） ・抗菌薬（メトロニダゾール*，シプロフロキサシン*など） ※ステロイド減量・離脱が困難な場合：アザチオプリン，6-MP* ※ステロイド・栄養療法などの通常治療が無効/不耐な場合：インフリキシマブ・アダリムマブ・ウステキヌマブ・ベドリズマブ・リサンキズマブ **栄養療法（経腸栄養療法）** ・成分栄養剤（エレンタール®） ・消化態栄養剤（ツインライン®など）を第一選択として用いる。 ※受容性が低い場合は半消化態栄養剤を用いてもよい **血球成分除去療法の併用** ・顆粒球吸着療法（アダカラム®） ※通常治療で効果不十分・不耐で大腸病変に起因する症状が残る症例に適応	外科治療の適応を検討した上で以下の内科治療を行う **薬物療法** ・ステロイド経口または静注 ・インフリキシマブ・アダリムマブ・ウステキヌマブ・ベドリズマブ・リサンキズマブ（通常治療抵抗例） **栄養療法** ・絶食の上，完全静脈栄養療法（合併症や重症度が特に高い場合） ※合併症が改善すれば経腸栄養療法へ ※通過障害や膿瘍がない場合はインフリキシマブ・アダリムマブ・ウステキヌマブ・ベドリズマブ・リサンキズマブを併用してもよい

寛解維持療法	肛門部病変の治療	狭窄/瘻孔の治療	術後の再発予防
薬物療法 ・5-ASA製剤 　ペンタサ®顆粒/錠 　サラゾピリン®錠（大腸病変） ・アザチオプリン ・6-MP* ・インフリキシマブ・アダリムマブ・ウステキヌマブ・ベドリズマブ（インフリキシマブ・アダリムマブ・ウステキヌマブ・ベドリズマブ・リサンキズマブにより寛解導入例では選択可） **在宅経腸栄養療法** ・エレンタール®，ツインライン®等を第一選択として用いる。 ※受容性が低い場合は半消化態栄養剤を用いてもよい ※短腸症候群など，栄養管理困難例では在宅中心静脈栄養法を考慮する	まず外科治療の適応を検討する。 ドレナージやシートン法など ・肛門狭窄：経肛門的拡張術 **内科的治療を行う場合** ・痔瘻・肛門周囲膿瘍　メトロニダゾール*，抗菌剤・抗生物質　インフリキシマブ・アダリムマブ・ウステキヌマブ ・裂肛，肛門潰瘍：腸管病変に準じた内科的治療 **ヒト（同種）脂肪組織由来幹細胞** 複雑痔瘻に使用されるが，適応は要件を満たす専門医が判断する	【狭窄】 ・まず外科治療の適応を検討する。 ・内科的治療により炎症を沈静化し，潰瘍が消失・縮小した時点で，内視鏡的バルーン拡張術 【瘻孔】 ・まず外科治療の適応を検討する。 ・内科的治療（外瘻）としてはインフリキシマブアダリムマブアザチオプリン	寛解維持療法に準ずる **薬物治療** ・5-ASA製剤 　ペンタサ®顆粒/錠 　サラゾピリン®錠（大腸病変） ・アザチオプリン ・6-MP* ・インフリキシマブ・アダリムマブ **栄養療法** ・経腸栄養療法 ※薬物療法との併用も可

図8-2　令和4年度クローン病治療指針（内科）

※(治療原則) 内科治療への反応性や薬物による副作用あるいは合併症などに注意し，必要に応じて専門家の意見を聞き，外科治療のタイミングなどを誤らないようにする。薬用量や治療の使い分け，小児や外科治療など詳細は本文を参照のこと。

*：現在保険適応には含まれていない

（令和4年度　改訂版（令和5年3月31日）　潰瘍性大腸炎・クローン病診断基準・治療指針）

≪寛解維持療法≫

　寛解維持療法としては，在宅経腸栄養療法（HEN：Home Enteral Nutrition），薬物療法（5-ASA製剤，アザチオプリン等）が用いられる。

　在宅経腸栄養療法では，1日摂取エネルギーの半分量以上に相当する成分栄養剤（ハーフED（Elemental Diet：成分栄養療法））や消化態栄養剤の投与も有用である。栄養剤の投与や選択にあたっては患者個々のQOLやADL，受容性などを考慮すべきであり，受容性が低い場合には半消化態栄養剤を用いてもよい。

症例8　慢性閉塞性肺疾患（COPD）　74歳　男性

【病　　　名】慢性閉塞性肺疾患（COPD），GOLD-stage D

【主　　　訴】労作時の息切れ，体重減少

【現　病　歴】外来呼吸器リハビリテーション通院中。重度のCOPDがあり，２年前より在宅酸素療法（HOT）を導入。１か月前より労作時に息切れが強くなってきており，過去６か月間で4.0kgの体重減少も認められていたため，医師より栄養障害改善目的にて栄養指導を指示された。

家族歴・家族構成

74歳■─○72歳

40歳○ 38歳□ 36歳□

【既　往　歴】高血圧症，心房細動，逆流性食道炎

【職　　　歴】無職

【診 察 所 見】身長161.2cm，体重55.0kg，BMI 21.2kg/㎡，血圧111/70mmHg，脈拍82回/分，SpO₂ 95%，浮腫（－），体温36.7℃

　　　　　　　SpO₂：経皮的動脈血酸素飽和度

【治 療 状 況】薬物療法（アノーロエリプタ），HOT（安静時/就寝時1.0*l*/分，労作時2.0～3.0*l*/分）

【治 療 方 針】外来呼吸器リハビリテーションによる食事療法，運動療法

【指示栄養量】En 2,800kcal，P 70.0g，食塩 6.0g未満

【食　生　活】

　朝食：食パン６枚切１枚，コーヒー１杯（200m*l*），果物（バナナ１本）

　昼食：そうめん２束

　夕食：米飯（120g），おかず料理（３品程度），味噌汁１杯

　間食：ビスケット２枚/日，飲水量：1,000～1,300m*l*/日（お茶，水，コーヒー）

　①　アルコール飲料は飲まない（元々飲めない）。

　②　食事は３回食べられているが，食欲がなくあっさりしたものを選びがち。

　②　料理は妻が作り，食事療法に対しても協力的。

【生 活 習 慣】

　①　喫煙は20歳から吸い始めており（１日30本程度），64歳で禁煙。

　②　自身の体重と血圧，１日の歩数を毎日記録している。

【外来呼吸器リハビリテーション時評価（看護師，理学療法士）】

　６分間歩行試験：歩行自立，外出可

　《本人のおもい》友達や家族と出かけることが好きだから，今できることをできるだけ長く続けたい。

【運　動　歴】

　①　起床後にベッドで１時間体操を実施。毎日休憩をはさみながら公園を9,000歩散歩。

　②　地域のボランティア活動を行ったり，仲間とハイキングに行ったりしている。液体酸素システムヘリオス（携帯用）*を使用し，残量を温存するためにこまめに酸素投与量を調整して，仲間と一緒にハイキングで14km近く歩けたことがあり，それが本人の自信につながっている。

　＊ヘリオス：液体酸素を貯蔵しておく親器と携帯用の子器から成り，親器の液体酸素を子器を介して安定した酸素として吸入できるシステム。

●臨床検査

入院時血液生化学検査

Hematology		Biochemistry			
WBC	7,000 /μl	T-Bil	0.83 mg/dl	T-Cho	152 mg/dl
Neut	58.5 %	TP	6.7 g/dl	HDL-C	70 mg/dl
Ba	0.4 %	Alb	3.4 g/dl	TG	96 mg/dl
Eo	3.4 %	AST	19 U/l	FPG	126 mg/dl
Lym	32 %	ALT	11 U/l	HbA1c	5.4 %
Mono	5.7 %	ALP	239 U/l	Na	140 mEq/l
RBC	471 /μl	LDH	128 U/l	K	3.8 mEq/l
Hb	14.8 g/dl	GGT	18 U/l	Cl	107 mEq/l
Ht	42.2 %	BUN	16.2 mg/dl		
MCV	89.6 fl	Cre	1.53 mg/dl		
MCH	31.4 pg	UA	8.2 mg/dl		
MCHC	35.1 %				
Plt	13.3×10^4 /μl				

呼吸機能検査（スパイロメトリー）

肺活量（VC）	3.47 l
%VC	105.5 %
1秒量（FEV$_1$）	2.34 l
%FEV$_1$	67.6 %

尿検査

pH	7.5	ケトン体	（−）
比重	1.012	ビリルビン	（−）
尿蛋白	（−）	ウロビリノーゲン	（±）
潜血	（−）	糖	（−）

6分間歩行試験（室内気）

歩行距離：495m

	開始時	終了時
SpO$_2$	95 %	83 %
脈拍	83 回/分	129 回/分
呼吸回数	17 回/分	35 回/分
modified Borg Scale	0.5	4.0

CT検査

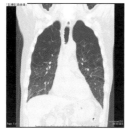 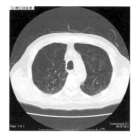

読影評価：両肺に著明な肺気腫が認められている。

≪6分間歩行試験≫
　運動耐容能を評価するフィールドテストの1つ。6分間平地を歩き，肺や心臓の病気が，日常生活の労作にどの程度障害を及ぼしているか調べるための検査。

 症例解説動画

症例9　直腸癌（ストーマ造設術後）　48歳　男性

【病　　　名】直腸癌

【主　　　訴】ストーマからの便が軟便

【現　病　歴】半年前より排便時に出血あり。痔だと思い放置していた。職場の検
　　　　　　　診で便潜血（FOB）陽性のため，精査を勧められ受診。直腸診，大
　　　　　　　腸内視鏡検査で直腸癌の診断を受けた。腹会陰式直腸切断術＋人工
　　　　　　　肛門造設術（Miles手術またはAPRともいう）が施行された。術後
　　　　　　　3日目より消化器術後食開始，現在術後9日で本日から全粥より普
　　　　　　　通食となっている。

【体　重　歴】身長173cm，入院時88kg，術後9日目現在80kg

【既　往　歴】特記すべきことなし

【職　　　歴】会社員（営業部課長）

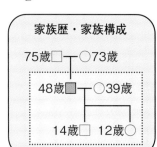

家族歴・家族構成

75歳□─○73歳

48歳■─○39歳

14歳□　12歳○

【治療状況】手術後合併症なく経過している。
　　　　　　創部の治癒状況も問題なし。抗癌剤治療
　　　　　　は退院後実施予定である。

【指示栄養量】常食　En 1,900kcal，P 70g，食塩 8 g
　　　　　　　未満

【食　生　活】（入院（ストーマ造設）まで）

① 1日3食摂取しない。朝食はほとんど摂取することなくコーヒーのみ。

② 平日の昼は営業のため外食でカレーやラーメン，丼物など注文時間および
　食事時間が短いものが多かった。夜は週2〜3回は職場や仕事先の人と外食
　していた。外食は居酒屋や焼鳥屋が多く，アルコールを摂取しながら脂肪分
　の多い料理をいつも腹一杯食べていた。

③ 自宅での夕食は中学生の子どもがいるため，ハンバーグや唐揚げなどの洋
　食中心である。

④ アルコールは，自宅ではビール換算で大瓶2本程度の量で，外食時はさら
　に増量しビール大瓶3〜4本程度の量(焼酎やウィスキーなど含む)であった。

【生活習慣】

① 喫煙1日20本，28年間で禁煙歴はなし。

② 職場まで電車通勤（徒歩時間往復で20分程度）。職場から営業車に乗り，車
　を使用して勤務。

③ 休日は家でごろごろしており，ビデオなどを見て過ごす。運動習慣はない。

●看護記録

(1) 看護問題

＃1　ストーマセルフケアに対する不安がある。

＃2　退院後の日常生活に対して不安がある。

＃3　職場復帰したときの生活が予測しづらく不安がある。

(2)　看護計画

#1⇒ストーマセルフケアチェックリストを用いて，患者の理解を確認し，実施できていないところ，自信がもてないところを抽出し再指導を行う。実施できれば患者と共に再確認し，不安に陥らないよう言葉掛けをしていく。

#2⇒退院後の日常生活の中で基盤となる，食事，睡眠，入浴，衣服など項目ごとに細かく分類しながら患者の疑問や不安を聞き，1つずつ説明・指導していく。

#3⇒ストーマ造設術を受ける前の食生活から改善すべき点について，本人がどのように捉えているかを確認する。改善すべきと捉えていなければその必要性を説明する。その後職場復帰時の食生活について，夫婦で退院までに管理栄養士から指導を受けるよう医師に依頼する。

●臨床検査

入院時血液生化学検査

Hematology		Biochemistry			
WBC	6,400 / μl	T-Bil	0.8 mg/dl	LDL-C	173 mg/dl
Stab	5 %	TP	6.6 g/dl	HDL-C	40 mg/dl
Seg	51.6 %	Alb	3.0 g/dl	TG	256 mg/dl
Eo	3 %	AST	23 U/l	FPG	98 mg/dl
Ba	0.8 %	ALT	33 U/l	HbA1c	4.7 %
Lym	34.9 %	ALP	119 U/l		
Mono	7.7 %	LDH	173 U/l	Serology	
RBC	450×10^4 / μl	GGT	40 U/l	CRP	0.4
Hb	15.4 g/dl	ChE	177 U/l		
Ht	43.4 %	BUN	15 mg/dl		
MCV	85 fl	Cre	0.5 mg/dl		
MCH	30.4 pg				
MCHC	35.6 %				
Plt	28.9×10^4 / μl				

尿検査

pH	6	ケトン体	（−）
比重	1.014	ビリルビン	（−）
尿蛋白	（−）	ウロビリノーゲン	（−）
潜血	（−）	糖	（−）

●ストーマからの排便状態

　術後2日目ごろから濃茶色水様便少量。術後3日目から消化器術後食開始。開始後すぐは水様便であった。術後5日目ごろから黄茶色の泥状便となる。術後8日目ごろからは軟便〜有形便に移行してきている。

 症例解説動画

症例10　進行胃癌　34歳　女性

【病　　　名】進行胃癌

【主　　　訴】上腹部違和感，体重減少

【現　病　歴】6か月前から上腹部違和感と食欲低下を自覚したため，近医を受診
　　　　　　　した。上部消化管内視鏡検査の結果，胃角部に進行胃癌を認めたた
　　　　　　　め，当科初診となった。

【体　重　歴】罹患前体重 55kg，初診時体重 52kg

【既　往　歴】ピロリ菌陽性（除菌成功）

【服　　　薬】なし

【家　族　歴】特記すべきことなし

【診 察 所 見】身長167cm，初診時体重52kg，6か月で3kg減少（体重減少率5.5
　　　　　　　％），血圧121/82mmHg

【胸部単純X線検査】心胸郭比：41％。肺野，縦郭陰影とも異常なし（画像A）。

【上部消化管内視鏡検査】胃角部にボールマン3型の進行胃癌を認めた。生検の結
　　　　　　　果，グループ5（低分化型腺癌）であった（画像B）。

【胸部腹部造影CT検査】胃角部に漿膜浸潤陽性の不整な壁肥厚を認めた。明らか
　　　　　　　な転移所見は見当たらなかった（画像C）。

【治 療 方 針】腹腔鏡下幽門側胃切除術（ビルロートⅠ法再建）。ただし，胃癌の
　　　　　　　治療開始前に，妊孕性（妊娠するための身体機能）温存に対応する
　　　　　　　こととした（卵子凍結保存を実施）。

【指示栄養量】En 1,500kcal，P 55g，F 35g，C 240g

【食　生　活】

　①　1日3食はきちんと摂取。上腹部違和感と食欲低下のため，以前と比べ摂
　　　食量は2/3程度になっている。

　②　栄養のバランスには日ごろから気を配っている。

　③　飲酒の習慣はない。

【生 活 習 慣】

　①　周術期口腔機能管理の結果，口腔内に問題点なし。

　②　喫煙歴なし。

　③　職場まで電車通勤（徒歩時間往復で20分程度），診療所の受付業務。

　④　休日は夫婦で外出（買い物や旅行，トレッキング）。

●看護記録

(1)　看護問題
　#1　上腹部違和感と食欲低下のための体重減少。
　#2　突然の癌の罹患による心理的ショック。
　#3　手術，その後の術後補助化学療法への不安。
　#4　職場復帰ができるかどうかの不安。
　#5　挙児希望あり。
(2)　看護計画
　#1⇒NSTに依頼し，周術期栄養管理を行う。

＃2⇒緩和ケアチームと連携を図り，ケアプランを作成する。
＃3⇒主治医および癌看護専門看護師と連携し，チーム医療でインフォームド・コンセントを実践する。
＃4⇒癌相談支援センターと協働し，就労支援を実践する。
＃5⇒AYA（思春期・若年成人）癌支援チームと連携し，妊孕性温存の手段を講じる。

●臨床検査

入院時血液生化学検査

Hematology		Biochemistry			
WBC	5,700 /μl	T-Bil	0.32 mg/dl	T-Cho	161 mg/dl
Neut	82.1 %	D-Bil	0.17 mg/dl		
Eo	1.4 %	TP	7.0 g/dl	Na	144 mEq/l
Ba	0.4 %	Alb	3.5 g/dl	K	3.4 mEq/l
Lym	11.5 %	AST	17 U/l	Cl	107 mEq/l
Mono	4.6 %	ALT	22 U/l	Ca	9.3 mg/dl
RBC	348×10⁴ /μl	ALP	50 U/l	Fe	42 μg/dl
Hb	11.2 g/dl	LDH	151 U/l	Glu	90 mg/dl
Ht	34.4 %	γ-GTP	47 U/l	CRP	0.16 mg/dl
MCV	98.9 fl	CK	29 U/l	腫瘍マーカー	
MCH	32.2 pg	AMY	130 U/l	CEA	1.0 ng/dl
MCHC	32.6 %	BUN	11 mg/dl	CA19-9	13 U/ml
Plt	38.2×10⁴ /μl	Cre	0.58 mg/dl	CA125	168 U/ml
		UA	2.8 mg/dl	ビタミンB₁₂	910 pg/ml

CEA：癌胎児性抗原

尿検査

pH	6.0	ケトン体	（−）	比重	1.012
ビリルビン	（−）	尿蛋白	（−）	ウロビリノーゲン	正常
潜血	（−）	糖	（−）		

画像診断検査

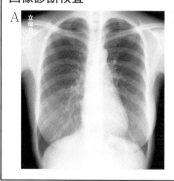
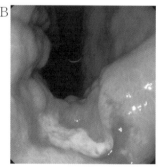
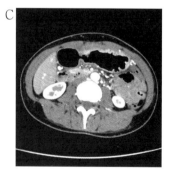

資料①：胃癌 療養 　　資料②：胃癌 手術 　　資料③：胃癌 妊孕性とは

症例解説スライド（画像診断カラー写真あり）

実習
8

●入院後の経過

【手術と術後経過】

　腹腔鏡下幽門側胃切除術（ビルロートⅠ法再建）。術後経過は順調。胃切除食1,500kcal/日＋成分栄養剤300kcal/日＝1,800kcal/日の栄養摂取状況で，第11病日に退院。

【退院後経過】

　最終病理診断でⅢ期の進行胃癌と診断されたため，再発予防の目的で，術後約1か月後から1年間の補助化学療法（エスワン＋ドセタキセル併用療法）を施行した。治療開始時の体重は49kg。術後補助化学療法中も，食事1,500kcal/日＋成分栄養剤300kcal/日で栄養状態を維持した。治療中に1回，発熱性好中球減少症を認めたが，入院加療にて軽快した。それ以外に重篤な有害事象は認めず，予定通りの術後1年間の治療を完遂した。治療完遂時の体重は49kgであった。術後2年の現在まで再発なく経過順調である。

表8-7　術前および周術期の栄養療法

項　目		推奨度 ランク付
Q1　術前栄養療法の適応と効果は？		
A1.1	術前に中等度ないし高度の栄養障害に陥っている患者が術前栄養療法の適応である。	AⅠ
A1.2	術前の栄養療法の第一選択は経腸栄養である。	AⅠ
A1.3	術前の免疫賦活経腸栄養剤投与はすべて，感染性合併症を有意に減少させる。	BⅠ
A1.4	術前経腸栄養法は，栄養障害と判定された患者に対して施行すれば術後合併症を減少させ得る。	BⅡ
A1.5	術前TPNは，軽度の栄養不良患者に施行しても術後合併症予防に対する寄与は少なく，むしろ感染性合併症を増加させる可能性がある。中等度ないし高度の栄養障害と判定された患者に対して施行すれば，術後合併症を減少させ得る。	BⅠ
A1.6	進行がん患者に対する術前栄養療法の実施期間は，2週間程度を目安とする。	CⅢ
Q2　周術期における栄養療法の適応と意義は？		
A2.1	頭頸部癌や消化器癌などの大きな手術を受ける場合，あるいは術前に明らかな低栄養状態の症例で術後も早期経口摂取が不可能な場合は，術前からの栄養療法の適応である。	AⅡ
A2.2	術後の硬膜外麻酔による疼痛管理，術中の体温維持，抗菌薬投与，早期離床，手術時間の短縮，創の縮小ならびに消化管運動促進などとともに栄養療法を集学的に行うことは，安全性向上，術後早期回復，合併症の減少，入院期間短縮ならびにコスト削減に寄与する。	AⅢ

（日本静脈経腸栄養学会（現日本臨床栄養代謝学会）編：「静脈経腸栄養ガイドライン 第3版」，照林社，2013）

静脈経腸栄養ガイドラインの推奨度の分類

推奨のランク付け

推奨度	内　容
A	強く推奨する
B	一般的に推奨する
C	任意でよい

臨床研究論文のランク付け

レベル	内　容
Ⅰ	最低1つのRCTやmeta-analysisによる実証
Ⅱ	RCTではない比較試験，コホート研究による実証
Ⅲ	症例集積研究や専門家の意見

RCT（randomized controlled trial）：無作為化比較対照試験

症例11　摂食嚥下障害（退院時栄養食事指導）　72歳　女性

【現　病　名】左半身麻痺，構音障害，嚥下障害

【主　　　訴】むせる，手足が動かしにくい，声が出にくい

【介入に至るまでの経緯】

　早朝に風呂場で洗濯をしていた際に脱力が起こり転倒。左半身麻痺と呂律障害，失禁，嘔吐を認め，救急搬送される。頭部CTにて右視床出血を認めて入院。保存的治療が行われた。

　発症翌日の病棟看護師の嚥下スクリーニングの結果を受けて食事が開始された。食種はゼリー粥とペースト食，水分は中間のとろみが選択され，姿勢をリクライニング45度に調整するよう指示があった。

　18病日に集中的リハビリテーション（リハビリ）を目的に，回復期リハビリ病棟へ転棟となった。食事は軟飯軟菜食（En 1,200kcal，P 60g）が提供されたが，覚醒不良な日が多く，経口摂取量は十分に確保できなかったため経管栄養との併用が必要となった。管理栄養士はこの間，経口摂取量から経管栄養量の調整とリハビリや病棟での離床による活動性の向上に対して，必要栄養量の調整を行った。

　発症1か月目から覚醒レベルが安定し，経口摂取量の増加を認め，経管栄養から離脱した。また腎臓内科併診となり，主治医よりたんぱく質制限の依頼があり，以下の栄養指示量に変更された。

　　軟飯軟菜食　En 1,000kcal，P 40g

　　　主食：軟飯100gから軟飯80gへ変更

　　　毎食：飲み物にとろみ剤を付加

　　　昼食：MCT（中鎖脂肪酸）ゼリー100kcal（P 0g）

　　　夕食：高カロリー低たんぱく飲料160kcal（P 0g）

　嚥下訓練も奏功し発症2.5か月では，液体誤嚥が防止できるようになり，ST訓練と看護師による食事見守りの際には，顎ひきでの液体摂取を徹底的に練習した。食欲が改善し，リハビリでの運動量も増加した。本人から体重増加のための食事量アップの希望もあり，現在の指示栄養量に食事変更の依頼がされた。

　発症4か月目では軟飯軟菜食が全量摂取可能となった。自宅退院に向けて，主治医より家族に対する栄養食事指導依頼があった。

【体　重　歴】通常時体重56.0kg（発症前）

【既　往　歴】高血圧症，脂質異常症

【職　　　歴】なし

【診　察　所　見】身長156.0cm，体重46.5kg，血圧124/76mmHg

【治　療　状　況】アムロジピン（アムロジピンベシル酸塩），プラバスタチン（プラバスタチンナトリウム）

【治　療　方　針】軟飯軟菜食，水分はとろみ付加

　　　　　　　　退院に向けて，自宅での食形態の調整，調理指導

　　　　　家族の希望により，調理は難しいため，宅配食を活用した食事・調理の調整と水分の対応

【指示栄養量】En 1,400kcal，P 50g，カリウム制限

【食　生　活】発症前までは自宅で1日3食，規則正しく摂取していた。野菜を中心とした和食が多く，肉や魚の摂取頻度は少ない。夫が濃い味付けや漬物を好むため，それに合わせた食生活であった。1回の食事量はそれほど多くなく，饅頭や菓子パンなどの間食をよくしていた。

【生 活 背 景】夫婦2人暮らし，すべての家事は本人が行い，病前の日常生活はすべて自立していた。子どもは3人いるが，独立して遠方に住んでいる。数年前より膝が悪く，出歩く時間は少ないが，2日に1回は近所のスーパーマーケットや銀行等に外出していた。

●看護記録

(1)　看護問題

　　＃1　食事時間でも覚醒不良なときが多い。座位姿勢では，むせがみられる。

(2)　看護計画

　　＃1⇒食事時の見守りと一部介助。45度リクライニング位に姿勢調整して，誤嚥の防止と覚醒レベルの向上を図る。

●嚥下評価の経過

嚥下スクリーニング結果

反復唾液嚥下テスト（RSST）1回，改訂水飲みテスト（MWST）4点，フードテスト（FT）4点，左口角下垂，挺舌左偏位，流涎あり（左側）

嚥下造影検査（VF）結果

23病日：濃いとろみ4mlは誤嚥や咽頭残留を認めなかった。口唇からの漏れと口腔残留を認めた。液体4mlは嚥下中誤嚥あり，むせを認めなかった。全粥スプーン1杯は食塊形成に時間を要し，口腔内・喉頭蓋谷残留を少量認めた。

発症2.5か月目：一口量少量かつ頭部屈曲位の姿勢で慎重に摂取すれば，液体誤嚥が防止できる。

発症4か月目：液体単独では一口量が多くても誤嚥を認めなかったが，液体と固形の混合形態では誤嚥を認めた。食事中の水分（味噌汁など）にはとろみ付加が必要である。

●臨床検査

入院時血液生化学検査

Hematology		Biochemistry			
WBC	9,900/μl	TP	7.0 g/dl	CRP	2.0 mg/dl
RBC	345/μl	Alb	3.5 g/dl	CK	246 U/l
Hb	10.7 g/dl	BUN	44.8 mg/dl	T-Cho	189 mg/dl
Ht	33.2%	Cre	2.54 mg/dl	TG	153 mg/dl
MCV	96 fl				
MCH	31.0 pg				
MCHC	32.2%				

CK：クレアチンキナーゼ

症例12　重症心身障害　3歳　女児

【病　　　名】SMA（脊髄性筋萎縮症）Ⅰ型，筋力低下による呼吸障害，摂食嚥下障害，障がい者分類Ⅰで寝たきり群

【主　　　訴】胃瘻から注入するペースト食の進め方がわからない。体重が増えない。

【介入に至るまでの経緯】

　　生後3か月頃より下肢の動きが乏しくなり，徐々に母乳授乳が困難となった。

　　7か月で，SMAⅠ型と診断される。誤嚥性肺炎があり，経管栄養（調乳・エネーボを注入）となった。

　　2歳で，胃瘻造設（エネーボ・半固形ラコールを注入）。

　　3歳で，ペースト食の注入を開始するが，これまでに成長に見合った体重増加がみられないため，主治医より栄養介入の依頼がされた。

【体　重　歴】過去1年間で顕著な体重増加がない。

【診 察 所 見】身長97.0cm（−0.35SD），体重12.8kg（−1.22SD）

① 　自発呼吸が弱いため，24時間持続的にNIPPV（非侵襲的陽圧換気療法）装着。唾液の飲み込みができないため，低圧唾液持続吸引。

② 　発語は「うー」のみだが，強さや長さを変えることで意思表示をする。手首はわずかに動かせる。

③ 　自排便はときにあるが，硬便で慢性的な便秘状態である。下剤および浣腸でコントロールしている。嘔吐や逆流はない。

【治 療 方 針】栄養補給内容を栄養剤からペースト食に変更したうえで，体重を増加させる。

【指示栄養量】En 930kcal，P 15g

【食 生 活】

① 　注入食の準備は毎食，母親が行っている。

② 　現在，ペースト食は朝に1回のみ，おもに粥を調整している。栄養補助食品は，胃瘻を開始した当初に病院で勧められたものを継続して投与している。

③ 　栄養補給量：En 848kcal，P 31.2 g

④ 　栄養補給内容：ペースト食300ml，豆乳＋青汁50ml，半固形ラコール150ml，鉄分補給飲料50ml，微量元素欠乏予防飲料60ml，エネーボ250ml，水分600ml（白湯300ml＋ソリタ水300ml）

⑤ 　栄養投与スケジュール：表8−6参照

【母親の希望】主治医より胃瘻から食事注入を進める方針が出されたが，どう進めていけば良いのかわからない。家族と同じ食事を注入したいが，やり方がわからず胃瘻チューブに合ったペースト調整にも不安がある。下痢や便秘になるのも怖い。また，小学校入学（給食開始）に備えて，外出先でもペースト食を用意できる方法を知りたい。

●看護記録

(1)　看護問題

　　#1　耳介部，肩甲部，仙骨部に軽度の発赤がみられる。

　　#2　ペースト食の量，回数が変更となる。

(2)　看護計画

　　#1⇒訪問時は皮膚のトラブルチェックとともに，背中の除圧コントロールの
　　　　　ため，母親に体交（体位変換）の指導。

　　#2⇒瘻孔チェック時に，シリンジ残数のチェック。

表8-8　栄養投与スケジュール

時間	食事内容	分量（ml）	エネルギー(kcal)	水分（ml）
8:00～ 8:45	ペースト食，豆乳，青汁	350	276	298
12:00～12:30	半固形ラコール	150	150	114
12:30～12:45	鉄分補給飲料	50	38	44
15:00～15:30	微量元素欠乏予防飲料	60	45	55
18:00～18:30	エネーボ	250	300	203
8:00, 12:00, 18:00	白湯（100ml）	300	0	300
0:00	ソリタ水	300	39	300
	計	1,460	848	1,314

≪脊髄性筋萎縮症（SMA）≫

　脊髄の前角細胞の変性による筋萎縮と進行性筋低下を特徴とする下位運動ニューロン病である。体幹，四肢の近位部優位の筋力低下，筋萎縮を示す。発症年齢，臨床経過に基づき，Ⅰ型，Ⅱ型，Ⅲ型，Ⅳ型に分類される。

　Ⅰ・Ⅱ型の95％にSMN遺伝子欠失を認め，Ⅲ型の約半数，Ⅳ型の1～2割にSMN遺伝子変異を認める。根本治療は確立していない。Ⅰ・Ⅱ型では，授乳や嚥下が困難なため経管栄養が必要な場合がある。Ⅰ型のほぼ全例で，救命のために気管内挿管，後に気管切開と人工呼吸管理が必要となる。Ⅱ型では非侵襲的陽圧換気療法（鼻マスク陽圧換気療法：NIPPV）は有効と考えられるが，小児への使用には多くの困難を伴う。全ての型で，筋力に合わせた運動訓練，理学療法を行う。胃食道逆流の治療が必要な場合もある。（小児慢性特定疾病情報センターより）

≪重症心身障害児≫

　「重度の知的障害と重度の肢体不自由を重複して有する児童」とされる（大島分類（1～4））。原因は，染色体異常や奇形などの先天性疾患，重症仮死（脳性麻痺）等の周産期異常や頭部外傷など後天的なものがあり，障害の程度，症状は多岐に渡る。根本的治療法がないものが多く，医療管理のもとでの対症療法・療育が主となる。多く場合，口腔・咽頭の運動機能障害，上肢麻痺などのために自力摂取が困難で，経口摂取で必要栄養量を補給できない場合は経管栄養の併用となる。基本的に食事介助が必要である。胃食道逆流と誤嚥性肺炎を起こしやすく，栄養障害に陥るリスクが高いため，患児の個別性に配慮した適切な栄養管理が必要である。

　栄養管理の方針（参考『臨床栄養別冊 はじめてとりくむ小児の栄養ケア』2020年8月）

　①　エネルギー必要量は，年齢・性別だけでなく原疾患の状態によってもそれぞれ異なるので，体重や身体組成の変化に注意しながら一人ひとり栄養投与量を決める。

　②　嚥下障害，胃食道逆流症をともなっていることが多いので，誤嚥による肺炎を念頭に置いて，嚥下機能にあわせた食事形態，摂食方法を選択する。

　③　栄養摂取が不十分な場合には積極的に経管栄養，胃瘻栄養を同時に行い，確実な栄養投与が行われるようにする。

　④　年齢とともに障害が進行することが多く，常に病態を理解しそれにあわせた栄養プランを提供する。

　⑤　栄養管理が長期にわたるので家族の希望，生活スタイルにあわせた，QOLを重視した栄養管理を心がける。

症例13　血液透析　48歳　男性

【病　　　名】慢性腎不全

【主　　　訴】皮膚の乾燥・かゆみ，口腔乾燥，透析間体重の増加。

【現　病　歴】30歳ころより健康診断で蛋白尿，高血圧を指摘されていたが，自覚
　　　　　　　症状なく，放置。40歳時，健康診断で腎機能低下を理由に受診を勧
　　　　　　　告され，腎臓内科受診。主治医より，低たんぱく食を勧められ，自
　　　　　　　己流で実施していた。管理栄養士の指導を受けたことはない。45歳
　　　　　　　時，腎機能悪化により血液透析導入。

【既　往　症】高血圧症，慢性糸球体腎炎

【職　　　業】警備員

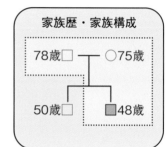

家族歴・家族構成

78歳□──○75歳

50歳□　■48歳

【診 察 所 見】身長169.5cm，ドライウェイト67kg
　　　　　　　透析前血圧150/89mmHg,
　　　　　　　透析後血圧128/87mmHg
　　　　　　　透析間体重増加（中2日6kg）

【治 療 状 況】週3回4時間，血液ろ過透析（オンラインHDF）。
　　　　　　　投薬（降圧剤：アジルサルタン）

【指示栄養量】En 2,000kcal，P 65g，食塩6g未満

【食　生　活】

　①　調理は母親。母親が高齢のため，食事内容は，簡単なもの，惣菜利用が多い。

　②　1日3食摂取，間食なし，アルコール摂取なし。

　③　朝食は家庭食。昼食は外食（ご飯と麺の組み合わせが多く，濃い味を好む）。
　　　夕食は，透析日は外食，非透析日は家庭食。

　④　野菜の摂取頻度が少ない。

　⑤　キムチをよく食べる（1回50gくらい）。

　⑥　実家が自営業で鶏肉を扱っているため，家庭食では鶏肉料理が多い。

【生 活 習 慣】

　①　運動習慣なし。

　②　眠りが浅く，なかなか寝付けない。

●看護記録

(1)　看護問題
　　＃1　透析間の体重増加が多い。
　　＃2　皮膚のかゆみ。
　　＃3　寝付きが悪い。
(2)　看護計画
　　＃1⇒体重増加は，水分摂取過多による透析への影響の理解を確認し，管理栄養士と
　　　　　連携し，食事内容および水分摂取量を見直す。
　　＃2⇒皮膚掻痒の原因である代謝物が透析で除去できていない可能性があるため，透
　　　　　析時間の延長，ダイアライザーの見直しなど，主治医，臨床工学技士と相談し
　　　　　改善を図る。
　　＃3⇒かゆみが原因になっているのか，透析や仕事によるストレスかを確認し，薬物
　　　　　療法も検討する。

実習
8

●臨床検査

透析前血液生化学検査

Hematology

WBC	4,200 /μl
RBC	390×10⁴ /μl
Hb	9.8 g/dl
Ht	31.2 %
MCV	91.2 fl
MCH	28.2 pg
MCHC	30.9 %
Plt	25.2×10⁴ /μl

Biochemistry

T-Bil	0.2 mg/dl	LDL-C	97 mg/dl
TP	6.9 g/dl	HDL-C	40 mg/dl
Alb	3.4 g/dl	TG	107 mg/dl
AST	25 U/l	FPG	103 mg/dl
ALT	18 U/l	NT-proBNP	701 pg/ml
ALP	59 U/l	Na	136 mEq/l
LDH	164 U/l	K	5.6 mEq/l
GGT	10 U/l	Cl	96 mEq/l
CK	103 U/l	Ca	7.5 mEq/l
AMY	220 U/l	P	8.4 mEq/l
ChE	188 U/l	Mg	2.8 mEq/l
BUN	101 mg/dl	i-PTH	555 pg/l
Cre	12.8 mg/dl	CTR	41.1 %
UA	5.4 mg/dl	Kt/v	1.3
		nPCR	1.4 g/kg/日
		TAC-BUN	72.2 mg/dl

CK：クレアチンキナーゼ　i-PTH：インタクト副甲状腺ホルモン　CTR：心胸比　Kt/v：標準化透析量
nPCR：標準化たんぱく異化率　TAC-BUN：BUN時間平均濃度

表8-9　CKDステージによる食事療法基準

ステージ5D	エネルギー (kcal/kgBW/日)	たんぱく質 (g/kgBW/日)	食塩 (g/日)	水分	カリウム (mg/日)	リン (mg/日)
血液透析 （週3回）	30〜35 [注1.2]	0.9〜1.2 [注1]	<6 [注31]	できるだけ 少なく	≦2,000	≦たんぱく質(g) ×15
腹膜透析	30〜35 [注1.2.4]	0.9〜1.2 [注1]	PD除水量(L)× 7.5+尿量(L)×5	PD除水量 +尿量	制限なし [注5]	≦たんぱく質(g) ×15

注1）体重は基本的に標準体重（BMI＝22）を用いる。
注2）性別，年齢，合併症，身体活動度により異なる。
注3）尿量，身体活動度，体格，栄養状態，透析間体重増加を考慮して適宜調整する。
注4）腹膜吸収ブドウ糖からのエネルギー分を差し引く。
注5）高カリウム血症を認める場合には血液透析同様に制限する。
（日本腎臓学会編『慢性腎臓病に対する食事療法基準　2014年版』東京医学社，2014）

実習9 　症例検討─病棟訪問（各種課題症例）

目的
1）さまざまな疾患・病態別の症例介入─初期計画のモニタリングについて理解する。

実施項目
1）さまざまな疾患・病態別症例検討

準備
電卓，栄養管理計画書（用紙5-1）［実習5，実習8で作成した用紙］，病棟訪問用紙（用紙6-1）2枚［1枚は実習6で記入したもの］，症例検討（pp.31～33）［実習6で使用した症例検討を記入したもの］
＊用紙は1症例1枚ずつ使用

手順
班単位

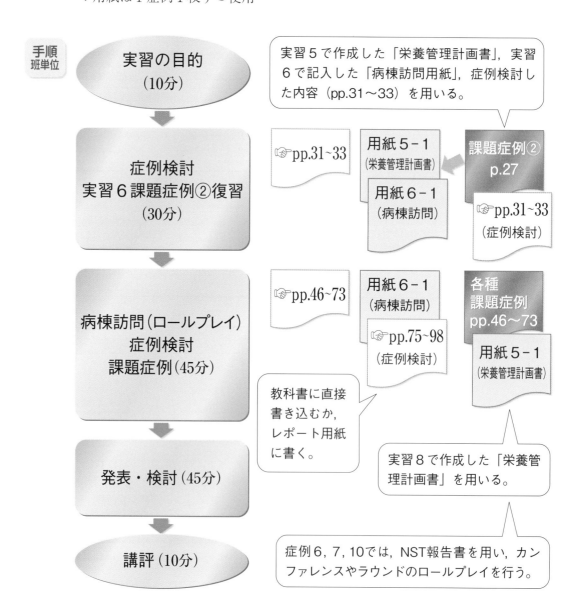

医療スタッフの協働・連携によるチーム医療の推進について
（平成22年4月30日付厚生労働省医政局長通知）

管理栄養士

近年，患者の高齢化や生活習慣病の有病者の増加に伴い，患者の栄養状態を改善・維持し，免疫力低下の防止や治療効果及びQOLの向上等を推進する観点から，傷病者に対する栄養管理・栄養指導の評価・判定等の専門家として医療現場において果たし得る役割は大きなものとなっている。

以下に掲げる業務については，現行制度の下において管理栄養士が実施することができることから，管理栄養士を積極的に活用することが望まれる。

① 一般食（常食）について，医師の包括的な指導を受けて，その食事内容や形態を決定し，又は変更すること。

② 特別治療食について，医師に対し，その食事内容や形態を提案すること（食事内容等の変更を提案することを含む）。

③ 患者に対する栄養指導について，医師の包括的な指導（クリティカルパスによる明示等）を受けて，適切な実施時期を判断し，実施すること。

④ 経腸栄養療法を行う際に，医師に対し，使用する経腸栄養剤の種類の選択や変更等を提案すること。

実施9-1　症例検討（実習6課題症例②）

① 症例検討について復習する（pp.31〜33）。

② 実習6課題症例②の症例検討をもとに，症例検討について確認する。

実施9-2　症例検討（各種課題症例）

① 実習8で「栄養管理計画書」を作成した課題症例について，用紙6-1を用いて病棟訪問のロールプレイを行い，症例検討（pp.75〜98）を，個人またはグループで行う。

② 検討した症例検討を発表，それをもとにディスカッションする。

症例1　慢性心不全　81歳　女性

(1) 初診時の問診・食事調査によるアセスメント

　　患者の主訴，食生活から推察し評価を行う。

★以下の項目から何が推測できるか考えてみましょう。

① 労作時息切れ。

② 下肢の浮腫。

③ 受診時食欲低下あり，2日前まで1日3食の食事に加え1〜2回間食する。

④ 濃い味付けを好む。

(2) 身体計測の実施

　　身体計測，身体構成成分（インピーダンス法）測定をし，**体格指標**からの評価を行う。

★評価指標を算出してみましょう。

身長140cm　外来受診時体重65.9kg　目標体重＿＿＿kg　BMI＿＿＿kg/m²

筋肉量＿＿＿＿kg　体脂肪量＿＿＿＿kg　体脂肪率＿＿＿＿%　除脂肪体重＿＿＿＿kg

内臓脂肪断面積＿＿＿＿cm²　腹囲＿＿＿＿cm

体水分均衡（ECW/TBW）＿＿＿＿　下腿周囲長＿＿＿＿cm

注意：浮腫が存在する場合には，体重，身体構成成分の評価には注意を要する。

（3）　身体計測・臨床検査によるアセスメント

　　　　身体指標と**臨床検査指標**からの評価を行う。

★以下の事項から推測できることを考えてみましょう。

①　主訴と血液生化学検査から推察する。

　労作時息切れ：推察すべき検査項目＿＿＿＿＿＿＿＿＿＿＿＿＿＿＿＿＿＿＿＿＿＿＿＿

　下肢浮腫：推察すべき検査項目＿＿＿＿＿＿＿＿＿＿＿＿＿＿＿＿＿＿＿＿＿＿＿＿＿＿

②　体格指標を用いて栄養評価を行う。

　身体構成成分：評価項目＿＿＿＿＿＿＿＿＿＿＿＿＿＿＿＿＿＿＿＿＿＿＿＿＿＿＿＿＿

　浮腫：評価項目＿＿＿＿＿＿＿＿＿＿＿＿＿＿＿＿＿＿＿＿＿＿＿＿＿＿＿＿＿＿＿＿＿

　浮腫を考慮した身体構成成分の評価＿＿＿＿＿＿＿＿＿＿＿＿＿＿＿＿＿＿＿＿＿＿＿＿

（4）　食生活患者情報の把握

　　　　食事療法，栄養教育を円滑に行うためには，管理栄養士による食生活患者情報の把握は不可欠である。

★食生活の情報から栄養素等摂取量を推測してみましょう。

En＿＿＿＿＿kcal（＿＿＿kcal/kg）　P＿＿＿＿g（＿＿＿g/kg）

F＿＿＿＿g（エネルギー産生栄養素バランス＿＿＿%E）　C＿＿＿＿g　食塩＿＿＿＿g

その他

ある日の食事内容（朝・夕食は家族が準備，※は本人が準備）

・朝食：ご飯（普通茶碗1膳），味噌汁（1杯），納豆（タレ使用），煮物（小鉢1杯；里いも，にんじん，油揚げ，こんにゃく，しいたけ），プレーンヨーグルト（カップ7分目），レーズンと蜂蜜※，梅干し（1個）※，味噌漬け（少々）※，お茶※

・間食：大福餅（1個）※，お茶※

・昼食：菓子パン（1個）※，牛乳（瓶1本）※

・間食：バタークッキー（2枚）※，ヨーグルト（1個）※，お茶※

・夕食：ご飯（普通茶碗8分目），味噌汁（1杯），焼き鮭（甘塩1切れ），しょうゆ※，ほうれん草のお浸し（小鉢1杯），しょうゆ※，なめこおろし（小皿1杯），しょうゆ※，味噌漬け（少々）※

（5）　生活習慣によるアセスメント

　　　　生活習慣記録からの評価を行う。

★以下の事項から推測できることを考えてみましょう。

① 調理担当者（息子の妻）の仕事の都合もあり，食事時間や食事量が不規則。

② 友人と買い物（1回/週）に出かけて食べたいものを買い，外食することが楽しみ。

③ 自家製野菜を収穫し，漬物や冷凍で保存する。

(6) 患者の病態と栄養学的問題点から栄養ケアの目標を検討

★慢性心不全時の病態を示す検査値や主な症状をあげてみましょう。

★患者の栄養学的な問題点について，優先順位をつけて考えてみましょう。

（管理栄養士の栄養介入で解決できること）

#1　　　　　　　　　　#2　　　　　　　　　　#3

★栄養ケアの目標について考えてみましょう。

(7) 改善策の立案

★「(6)　患者の病態と栄養学的問題点から栄養ケアの目標を検討」により，どのような改善策が適切か，各自考えてみましょう。

症例2　2型糖尿病　51歳　男性

(1) 初診時の問診・食事調査によるアセスメント

　　患者の**主訴，食生活**から推察し評価を行う。

★以下の項目から何が推測できるか考えてみましょう。

① 尿の泡立ち，口渇感。

② 朝食，夕食は自宅にて妻の料理を食べ，昼食は外食，夜食はコンビニという日々。

③ 濃い味（脂っこく，食塩の多いもの）のメニューが好きで，昼食は揚げ物が入った定食や，うどんやラーメンなどの麺類が中心。

④ 周りの人たちに比べ，食事時間が非常に短い。

⑤ 出された野菜は食べるが，自分からすすんで食べることはない。

⑥ 仕事中に缶コーヒー(微糖)を4～5本/日飲む。

(2) 身体計測の実施

　　AC，TSFを測定し**体格指標**からの評価を行う。

★評価指標を算出してみましょう。

身長＿＿cm　入院時体重（ABW）＿＿＿kg　体重減少率＿＿＿＿（期間＿＿週，日間）

理想体重（IBW）＿＿＿kg　罹患前体重（UBW）80kg（1か月前）　BMI＿＿＿kg/m²

%IBW＿＿＿%　%UBW＿＿＿%　AC30cm　TSF25mm　AMC＿＿＿cm

AMA＿＿＿cm²　%AC＿＿＿%　%TSF＿＿＿%　%AMC＿＿＿%

%AMA＿＿＿%

(3) 身体計測・臨床検査によるアセスメント

　　身体指標と**臨床検査指標**からの評価を行う。

> ★以下の事項から推測できることを考えてみましょう。
> ① 体格指標，血液生化学検査値を用いて栄養障害評価を行う。
> ② 主訴と血液生化学検査からの推察。
> 　　尿の泡立ち，口渇感：推察すべき検査項目＿＿＿＿＿＿＿＿＿＿＿＿＿＿＿＿＿＿
> ③ ①②に用いた以外の血液生化学検査からの推察。
> ④ 眼底検査からの推察。

(4) 食生活患者情報の把握

　　栄養補給（食事療法も含め），栄養教育を円滑に行うためには，管理栄養士による食生活患者情報の把握は不可欠となる。

> ［栄養素等摂取量結果］En 2,200kcal，P 55g（10％E），F 66g（27％E），C 347g（63％E），
> 　食塩 13.5g，食物繊維 5g，間食習慣あり（夜食：菓子パンと缶コーヒー）
> ・濃い味（脂っこく，食塩の多いもの）のメニューが好き。昼食は揚げ物系の定食や，うどんやラーメンなどの麺類が中心。汁はすべて飲み干す。
> ・砂糖入り（微糖）缶コーヒーを4～5本／日飲む。
> ・野菜・果物等の摂取頻度が少なく，慢性的な食物繊維不足状態である。

(5) 生活習慣によるアセスメント

　　生活習慣記録からの評価を行う。

> ★以下の事項から推測できることを考えてみましょう。
> ① 喫煙習慣があり，喫煙本数は1日20本程度。
> ② 仕事柄，勤務時間が不規則で，まとまった睡眠時間が確保できない。
> ③ 1日の歩数は常に3,000歩以下で，その他の運動習慣はない。

(6) 患者の把握と原因の検討

> ★糖尿病時にみられる主な症状や合併症をあげてみましょう。
> ★また，その主な原因とは何か推測してみましょう。

(7) 主症状と関連の深い食事内容の検討

　　症例の主症状と最も関係が深いと考えられる食事内容について詳細検討を実施する。

> ★以下の事項から推測できることを考えてみましょう。
> ① 昼食・夜食のメニューからの推察。
> ② 缶コーヒーの摂取量からの推察。
> ③ 野菜摂取不足からの推察。
> ④ 食事時間からの推察。
> ⑤ 家族構成からの推察。

(8) 改善策の立案

> ★アセスメント，推察事項からは，どのような改善策が適切か各自考えてみましょう。

症例3　非代償性肝硬変　64歳　男性

(1)　初診時の問診・食事調査によるアセスメント

　　　患者の主訴，食生活から推察し評価を行う。

> ★以下の項目から何が推測できるか考えてみましょう。
> ①　見当識障害
> ②　下肢浮腫，腹部膨満感
> ③　食欲不振
> ④　おかず中心の食生活
> ⑤　野菜の摂取量不足

(2)　身体計測の実施

　　　AC，TSFを測定し**体格指標**からの評価を行う。

> ★評価指標を算出してみましょう。
> 身長162cm　入院時体重（ABW）58kg　理想体重（IBW）＿＿＿＿kg
> **注意**　浮腫が存在する場合には，AC，TSF，%UBW，体重減少率の評価は困難となる。

(3)　身体計測・臨床検査によるアセスメント

　　　身体指標と**臨床検査指標**からの評価を行う。

> ★以下の事項から推測できることを考えてみましょう。
> ①　体格指標，血液生化学検査値を用いて栄養障害評価を行う。
> ②　主訴と血液生化学検査からの推察。
> 　　見当識障害：推察すべき検査項目＿＿＿＿＿＿＿＿＿＿＿＿＿＿＿＿＿＿＿＿＿＿
> 　　下肢浮腫：推察すべき検査項目＿＿＿＿＿＿＿＿＿＿＿＿＿＿＿＿＿＿＿＿＿＿＿
> ③　①②に用いた以外の血液生化学検査からの推察。
> ④　黄疸所見からの推察。
> ⑤　腹水貯留からの推察。
> ⑥　腹部エコー検査からの推察。

(4)　食生活患者情報の把握

　　　栄養補給（食事療法も含め），栄養教育を円滑に行うためには，管理栄養士による食生活患者情報の把握は不可欠となる。

> ［栄養素等摂取量結果］En 1,300kcal，P 90g，F 30g，C 170g，食塩 16g，
> 　食物繊維 5 g，間食習慣なし
> ・酒のあてにとる食品（さしみ，かまぼこ，厚揚げ，さつま揚げ，天ぷら，納豆，漬物等）が，たんぱく質や食塩摂取量の増加を招いている。
> ・夕食時に缶ビール1本（350m*l*）程度を毎日摂取。2本になる場合もある。
> ・野菜・果物等の摂取頻度が少なく，慢性的な食物繊維不足状態である。
> ・1日の摂取エネルギーのうち，夕食の占める割合は約50%である。

実習
9

(5) 生活習慣によるアセスメント

生活習慣記録からの評価を行う。

```
★以下の事項から推測できることを考えてみましょう。
①　便秘症のため，排便は３日に１回程度である。
②　特別趣味もなく，夕食時のアルコール摂取が唯一の楽しみである。
③　調理担当者（娘）の仕事の都合もあり，食事時間や食事量が不規則。
④　外出は１回/週で，車を利用。
```

(6) 患者の把握と原因の検討

```
★肝硬変時にみられる主な症状をあげてみましょう。
★また，その主な原因とは何か推測してみましょう。
```

Fischer比とは

　血漿中の分岐鎖アミノ酸（BCAA）/芳香族アミノ酸（AAA）のモル比である。肝硬変では，肝におけるアミノ酸処理能力が低下し，肝で代謝されるAAAの血中濃度が上昇する。一方，肝では代謝されないBCAAは，エネルギー源として筋肉や脂肪組織で代謝される。この結果，Fischer比が低下する。健常時のFischer比は３〜４前後であり，この値が1.8を下回るあたりから肝性脳症を呈し始めることが多いといわれている。

LES（Late Evening Snack）とは

　肝硬変患者では肝細胞の減少やグリコーゲン合成能の低下により，肝臓に蓄積されるべきグリコーゲン量が低下している。すなわち，夕食から朝食にかけて，約10時間食事をとらないとすると，健常者が３日間食事をとっていないのと同等の飢餓状態に陥ることが示されている。この対策として，糖質中心で200kcal程度の夜食（おにぎりなど）の摂取またはBCAAを豊富に含む肝不全経腸栄養剤（アミノレバンEN，ヘパンED）の就寝前投与（１包）が勧められている。

(7) 主症状と関連の深い食事内容の検討

　　症例の主症状と最も関係が深いと考えられる食事内容について詳細検討を実施する。

```
★以下の事項から推測できることを考えてみましょう。
①　たんぱく質摂取過剰からの推察。
②　エネルギー摂取不足からの推察。
③　野菜摂取不足からの推察。
④　食塩過剰摂取からの推察。
⑤　アルコール摂取状況からの推察。
```

(8) 改善策の立案

```
★アセスメント，推察事項からは，どのような改善策が適切か各自考えてみましょう。
```

症例4　慢性腎不全（保存期）　45歳　女性

(1)　初診時の問診・食事調査によるアセスメント

　　患者の**主訴**，**食生活**から推察し評価を行う。

★以下の項目から何が推測できるか考えてみましょう。

①　全身倦怠感。

②　下肢浮腫。

③　両足の攣りおよびこむらがえり。

④　食事療法未実施。

---

(2)　身体計測の実施

　　AC，TSFを測定し**体格指標**からの評価を行う。

★評価指標を算出してみましょう。

身長160cm　入院時体重（ABW）48kg　理想体重（IBW）＿＿＿＿kg

注意　(1)の②に記載されたとおり，浮腫が存在する場合は，AC,TSFの測定,％UBW,
　　　　体重減少率の評価は困難となる。

---

(3)　身体計測・臨床検査によるアセスメント

　　身体指標と**臨床検査指標**からの評価を行う。

★以下の事項から推測できることを考えてみましょう。

①　体格指標，血液生化学検査値を用いて栄養障害評価を行う。（資料2‐2参照）

②　主訴と血液生化学検査からの推察。

　　全身倦怠感：推察すべき検査項目＿＿＿＿＿＿＿＿＿＿＿＿＿＿＿＿＿＿＿＿＿

　　下肢浮腫：推察すべき検査項目＿＿＿＿＿＿＿＿＿＿＿＿＿＿＿＿＿＿＿＿＿＿

　　両足の攣りおよびこむらがえり：推察すべき検査項目＿＿＿＿＿＿＿＿＿＿＿＿

③　①②に用いた以外の血液生化学検査からの推察。

---

(4)　食生活患者情報の把握

　　栄養補給（食事療法も含め），栄養教育を円滑に行うためには，管理栄養士による食生活患者情報の把握は不可欠となる。

［栄養素等摂取量結果］En 2,150kcal，P 82g，F 66g，C 307g，食塩 17g，

　Ca 1,208mg，K 3,329mg，IP 2,229mg，間食250kcal（1日の摂取エネルギーの12％を占める），アルコール50g/日（1日の摂取エネルギーの16％を占める）

・仕事上外食多く，不足するビタミン・ミネラルは，サプリメント服用にて補っている。

・帰宅後は，倦怠感が増強し，甘いおやつを口にしなければ落ち着かない。

・時間がない朝食は，フレッシュジュース（グレープフルーツ，オレンジ，メロンなど）ですませている。

・日中は，倦怠感軽減目的で健康ドリンクを飲用（C1000，リポビタンDなど）。

・入浴後は，黒ビール中瓶1本，就寝前は赤ワイン1/2本を欠かさず飲む。

・会食時には黒ビール中瓶2〜3本を飲む。

---

(5) 患者の把握と病態の検討

　　慢性腎不全は不可逆的疾患の１つでもある。治療は食事療法，薬物療法，生活療法を用い，病期に応じた各療法を患者が実践できるよう医療スタッフはサポートし，透析導入の遅延を図る必要がある。腎機能は数か月から数十年という期間に徐々に低下するため，透析導入間際まで症状が出にくく，患者は病気の重要性を軽視する場合も少なくない。

　　保存期腎不全は，腎機能障害の進行程度により病態は異なることから，食事療法は腎疾患の病態の軽減効果を図ることを主眼に実施する。

表9-1　CKDステージによる食事療法基準

ステージ（GFR）	エネルギー（kcal/kgBW/日）	たんぱく質（g/kgBW/日）	食塩（g/日）	カリウム（mg/日）
ステージ1（GFR≧90）	25～35	過剰な摂取をしない	3≦　＜6	制限なし
ステージ2（GFR 60～89）		過剰な摂取をしない		制限なし
ステージ3a（GFR 45～59）		0.8～1.0		制限なし
ステージ3b（GFR 30～44）		0.6～0.8		≦2,000
ステージ4（GFR 15～29）		0.6～0.8		≦1,500
ステージ5（GFR＜15）		0.6～0.8		≦1,500
5D（透析療法中）	別表（p.73）			

注）エネルギーや栄養素は，適正な量を設定するために，合併する疾患（糖尿病，肥満など）のガイドラインなどを参照して病態に応じて調整する。性別，年齢，身体活動度などにより異なる。
注）体重は基本的に標準体重（BMI＝22）を用いる。
（日本腎臓学会編『慢性腎臓病に対する食事療法基準　2014年版』東京医学社，2014）

★本症例は，どのような病態を認められるかを，(1)から(4)までに行ってきたアセスメントおよび収集した患者情報から推察してみましょう。

(1)
(2)　｜　主訴，食事量，食事内容，食べ方，仕事上や臨床上の問題点を，何が病態誘発に
(3)　｜　関与しているか，共通点，類似点をまとめ推察する。
(4)

---

(6) 主症状と関連の深い食事内容の検討

　　管理栄養士が実施した食生活患者情報収集からは，症例の主訴と最も関係が深いと考えられる食事内容から，詳細検討を実施する。

★食生活患者情報収集結果からは，何ができるか考えてみましょう。
①　たんぱく質摂取過剰からの推察。　　②　食塩摂取過剰からの推察。
③　カリウム摂取過剰からの推察。　　④　アルコール摂取過剰からの推察。
⑤　サプリメント乱用からの推察。

---

(7) 改善策の立案

★アセスメント，推察事項からは，どのような改善策が適切か各自考えてみましょう。

症例5　食物アレルギー　4歳　男児

※今回は外来での指導（食物アレルギー経口負荷試験の日帰り入院あり）。

(1)　栄養相談時の治療方針の確認

　　患者の治療方針，現病歴を確認する。

★以下の項目から患者の治療方針を確認してみましょう。

①　定期的に外来受診して加熱卵白摂取量の増量を目指している。

②　発育不良に対する栄養評価と除去食指導のために栄養相談となった。

③　3歳11か月のとき，加熱卵白経口負荷試験，最終1g摂取まで問題なし。

---

(2)　問診によるアセスメント

　　患者の問診から推察し評価を行う。

★以下の項目から何が推察できるか考えてみましょう。

①　乾燥肌以外特記すべき所見なし。

②　発達の遅れなし。

---

(3)　身体計測の実施

　成長曲線から男児の成長の評価を行う。

★成長曲線から男児の成長の度合いを見てみましょう。

①　身長86.8cm，相談時体重（ABW）11kg。

②　成長曲線の標準値からの偏位の度合い（％値）のみならず，成長速度が急に低下するなどの発育パターン。

---

(4)　身体計測・臨床検査によるアセスメント

　　成長曲線と**臨床検査指標**からの評価を行う。

★以下の事項から推測できることを考えてみましょう。

①　成長曲線を用いて栄養不良に対する評価。

②　臨床検査等からの推察。

　　推察すべき検査項目＿＿＿＿＿＿＿＿＿＿＿＿＿＿＿＿＿＿＿＿＿＿＿＿＿＿＿＿＿

③　①②に用いた以外の血液生化学検査からの推察。

---

(5)　食生活患者情報の把握

　　除去食指導を円滑に行うには，管理栄養士による食生活患者情報の把握が不可欠。

［栄養素等摂取量結果］En 1,200kcal，P 40g，F 30g，Ca 450mg

（4歳男児の推定エネルギー必要量1,300kcal（身体活動レベルⅡ），P（推奨量）25g，Ca（推奨量）600mg『日本人の食事摂取基準（2020年版）』）

【食生活】

・食事は3回食べられている。

・朝食は，しらす干しの入った大きめのおにぎり，豆腐の味噌汁，バナナ1／2本

・昼食は，保育所で鶏卵・牛乳除去食。おやつ時は豆乳を飲んでいる。

・夕食は，17時頃，1時間ほどかかり集中できていない。

【生活習慣】

・保育園に通園中。

---

(6)　患者の把握と除去食に応じた栄養管理の検討

> ★鶏卵・牛乳除去により，たんぱく質やカルシウム不足になる可能性があるため，それを補うような食事内容になっているかを確認してみましょう。
> ★本症例は，どのような栄養摂取状況であるかを，(1)から(5)までに行ってきたアセスメントおよび収集した患者情報から推測してみましょう。
> 治療方針，栄養摂取状況の問題点（課題）をまとめ推察する。

(7)　成長と関連の深い食事内容の検討

　　管理栄養士が実施した(5)食生活患者情報の把握で，体重減少と最も関係が深いと考えられる食事内容から，詳細検討を実施する。

> ★食生活患者情報収集結果からは，何が推測できるか考えてみましょう。
> ①　食事量からの推察。
> ②　食事内容からの推察。
> ③　除去食の状況からの推察。

(8)　栄養指導策の立案

> ★アセスメント，推察事項からはどのような栄養指導策が適切か各自考えてみましょう。

> **食物アレルギー患者の管理**
>
> 1．食物アレルギー管理の原則は，正しい診断に基づいた必要最小限の原因食物の除去である。
> 2．患者や家族に対して，誤食などによる誘発症状を防止するための注意点を指導する。
> 3．摂取している食事全体を評価し，必要に応じて管理栄養士による栄養摂取状況の評価および栄養食事指導を行う。
> 4．食物経口負荷試験などで原因食物の食べられる範囲を確認し，安全性を確保できる範囲の摂取を指導する。
> 5．合併するアレルギー疾患を十分にコントロールする。

（食物アレルギー診療ガイドライン2021（第10章　食物アレルギー患者の管理　要旨））
https://www.jspaci.jp/guide2021/jgfa2021_10.html）

＜参考URL＞
食物アレルギー研究会　https://www.foodallergy.jp
食物アレルギーの栄養食事指導の手引き2022　https://www.foodallergy.jp/2022-nutrition-dietary-guidelines/
アレルギーポータル　https://allergyportal.jp/knowledge/food/

症例6　褥瘡　83歳　女性

(1)　初診時の問診・食事調査によるアセスメント

　　患者の主訴，**食生活**から推察し評価を行う。

> ★以下の項目から何が推測できるか考えてみましょう。
>
> ①　約10日前からほとんど食べていない
>
> ②　食欲不振

(2)　身体計測の実施

　　AC，TSFを測定し**体格指標**からの評価を行う。

> ★評価指標を算出してみましょう。
>
> 身長148cm　入院時体重（ABW）35kg　体重減少率＿＿＿＿％（期間＿＿週，日間）
>
> 理想体重（IBW）＿＿＿＿kg　罹患前体重（UBW）48kg（6か月前）　BMI＿＿＿＿kg/m²
>
> %IBW＿＿＿＿＿％　%UBW＿＿＿＿＿％
>
> AC15.5cm　TSF2.0mm　AMC＿＿＿＿＿cm　AMA＿＿＿＿＿cm²
>
> %AC＿＿＿＿％　%TSF＿＿＿＿＿％　%AMC＿＿＿＿％　%AMA＿＿＿＿％

(3)　身体計測・臨床検査によるアセスメント

　　身体指標と**臨床検査指標**からの評価を行う。

> ★以下の事項から推測できることを考えてみましょう。
>
> ①　体格指標，血液生化学検査値を用いて栄養障害評価を行う。（資料2-2参照）
>
> ②　主訴と血液生化学検査からの推察。
>
> 　　食事摂取量減少・食欲不振：推察すべき検査項目＿＿＿＿＿＿＿＿＿＿＿＿＿＿
>
> ③　①②に用いた以外の血液生化学検査からの推察。

(4)　食生活患者情報の把握

　　栄養補給（食事療法も含め），栄養教育を円滑に行うためには，管理栄養士による食生活患者情報の把握は不可欠となる。

> ［栄養素等摂取量結果］
>
> ・10日前より，食事は未摂取。わずかな水分摂取のみ。
>
> ・10日前まではわずかながらも食事を摂取していた。
>
> ・水分摂取は可能で，嚥下機能は年齢相応。

(5)　患者の把握と障害原因の検討

　　褥瘡の危険要因には身体的要因と栄養状態がある。寝たきりの患者や高齢者などにおいて，体圧が皮膚表面の同じ部分に長時間にわたって継続してかかった結果，皮下の毛細血管が圧迫されて血液が流れなくなり，壊死に陥ることで発症する。栄養状態が悪いと危険度が増す。難治性である。

　　栄養評価のパラメータは，体格指数や体重・体脂肪率の変化，上腕三頭筋部皮下脂肪厚（TSF），血液・尿生化学検査，免疫能検査などが用いられる。

　　栄養状態と関係があるため，体重変化，食欲，消化機能障害の有無なども病態を把握するうえでは重要な指標となる。

褵瘡の身体的要因

① 意識状態が明瞭でない。

② 体位変換能力の低下。

③ 仙骨部，坐骨部の骨の突出。

褵瘡の栄養管理

① 低アルブミン血症にあることが多いため，十分なたんぱく質摂取が必要。

② たんぱく質合成を促すため，エネルギー摂取量を適正に保つことが必要。

③ ビタミンB群，ビタミンC，亜鉛，鉄などたんぱく質代謝にかかわる微量栄養素の不足にならないようにする。

★本症例の要因を，(1)から(4)までに行ってきたアセスメントおよび収集した患者情報から推測してみましょう。

(1)

(2) 主訴，食事量や臨床上の問題点の何が病態に大きく関与しているか，共通点，

(3) 類似点をまとめ推察する。

(4)

---

(6) エネルギーの検討

体重減少，るい痩，褵瘡などより，エネルギーは不足している。

★血液生化学検査から，どのような状況であるか推測してみましょう。

① エネルギーの欠乏状態

② エネルギー必要量

---

(7) たんぱく質の検討

管理栄養士が実施した食生活患者情報収集から，詳細検討を実施する。

★食生活患者情報収集結果からは，何が推測できるか考えてみましょう。

① いつからたんぱく質不足状態にあったかの推察。

② たんぱく質は腎機能障害があると，制限が必要になるので，確認をする。

---

(8) ビタミン・ミネラル・水分の検討

★血液生化学検査と食事状況から，患者の病態に与えている影響について推測してみましょう。

---

(9) 改善策の立案

★栄養補助食品を選択し，栄養価計算をしてみましょう。

★アセスメント，推察事項からは，どのような改善策が適切か各自考えてみましょう。

★NSTにおける栄養サポート

各職種がNSTシートに必要な事項を入力した状態で，NSTミーティング（カンファレンス）が行われる。身体計測，食生活患者情報収集から，栄養状態の評価を行い，現在の食事摂取量を計算してNSTシートに入力し，カンファレンスに参加し現状報告する。カンファレンスでは必要栄養量の決定，補給法の選択に参加する。

症例7　クローン病　23歳　男性

(1)　初診時の問診・食事調査によるアセスメント

　　患者の**主訴**，**食生活**から推察し評価を行う。

★以下の項目から何が推測できるか考えてみましょう。

①　腸間膜穿孔の疑いがある。

②　痔瘻があって難治性であった。

---

(2)　身体計測の実施

★評価指標を算出してみましょう。

身長170.0cm　入院時体重（ABW）45.5kg　BMI 15.7 kg/m²

体重減少率＿＿＿＿＿％（期間＿＿＿＿週，日間）　理想体重（IBW）＿＿＿＿kg

罹患前体重（UBW）＿＿＿＿kg（＿＿か月前）　%IBW＿＿＿＿＿％　%UBW＿＿＿＿＿％

---

(3)　身体計測・臨床検査によるアセスメント

　　身体指標と**臨床検査指標**からの評価を行う。

★以下の事項から推測できることを考えてみましょう。

①　体格指標と血液生化学検査値を用いて栄養障害評価を行う。

②　主訴と血液生化学検査からの推察。

　　腸間膜穿孔，炎症：推察すべき検査項目＿＿＿＿＿＿＿＿＿＿＿＿＿＿＿＿＿＿＿＿

---

(4)　食生活患者情報の把握

　　栄養補給（食事療法も含め），栄養教育を円滑に行うためには，管理栄養士による食生活患者情報の把握は不可欠である。

・入院当初から外科手術後2日目までは，絶食のうえTPN施行。

・緩解期では，脂肪を制限した食事と成分栄養剤を摂取。

・肉類中心，高脂肪の食事。

---

(5)　患者の把握と障害原因の検討

　入院後，回腸に狭窄，穿通，穿通を伴う膿瘍を認め，外科手術施行。

　今後，緩解期を継続して大学生活を送るために，退院後の食生活指導が必要。

症例8 慢性閉塞性肺疾患（COPD）74歳 男性

(1) 初診時の問診・食事調査によるアセスメント

患者の主訴，食生活から推察し評価を行う。

★以下の項目から何が推測できるか考えてみましょう。

① 1か月前より労作時に息切れが強くなった。

② 6か月間で4.0kgの体重減少。

---

(2) 身体計測の実施

AMCなどの体格指標からの評価を行う。

★評価指標を算出してみましょう。

身長161.2cm 入院時体重（ABW）55.0kg 体重減少率＿＿＿％（期間6か月程前）

理想体重（IBW）＿＿＿kg 罹患前体重（UBW）59.0kg（6か月程前） BMI 21.2kg/m²

%IBW＿＿＿％ %UBW＿＿＿％ 血圧111/70mmHg

---

(3) 身体計測・臨床検査によるアセスメント

身体指標と臨床検査指標からの評価を行う。

★以下の事項から推測できることを考えてみましょう。

① 体格指標，身体計測，血液生化学検査値を用いて栄養障害の評価を行う。

② 主訴と肺機能検査等からの推察。

労作時の息切れ：推察すべき検査項目＿＿＿＿＿＿＿＿＿＿＿＿＿＿＿＿＿＿＿＿＿

③ ①②に用いた以外の血液生化学検査からの推察。

---

(4) 食生活患者情報の把握

栄養補給（食事療法も含め），栄養教育を円滑に行うためには，管理栄養士による食生活患者情報の把握は不可欠となる。

［栄養素等摂取量結果］En 1,200kcal，P 50g，F 30g，食塩 11g，

水分約1,000～1,300ml

【食生活】

・食事は3回食べられているが，食欲がなくあっさりしたものを選んでいる。

・料理は妻が作り，食事療法に対しても協力的である。

---

(5) 生活習慣によるアセスメント

【生活習慣】

・喫煙は20歳から吸い始めており，64歳で禁煙。

・自身の体重と血圧，1日の歩数を毎日記録。

【運動歴】

・現在は起床後にベッドで1時間体操している。毎日公園を9,000歩散歩。

・地域のボランティア活動や，仲間とハイキング。携帯用酸素供給装置を使用し，残量を温存するためにこまめに酸素投与量を調整して，仲間と一緒にハイキングで14km近く歩けたことがあり，それが自信につながっている。

(6)　外来呼吸リハビリテーション時評価（看護師，理学療法士）

> ［6分間歩行試験］歩行自立，外出可
>
> 《本人のおもい》
>
> 　友達や家族と出かけることが好きだから，今できることをできるだけ長く続けたい。

(7)　患者の把握と栄養障害に応じた栄養管理の検討

　　慢性閉塞性肺疾患（COPD）は，呼吸困難，咳，痰などの症状が急激に悪化することがある。したがって，栄養評価のパラメータは，体格指標や体重変化など，問診時に収集した患者自他覚症状（食欲，息切れ，咳，痰の有無など）も病態を把握するうえで重要な指標となる。目標栄養量の確保を主眼に，食事摂取時の症状の軽減も考慮に入れ実施する。

> ★本症例は，どのような症状が認められるかを，(1)から(5)までに行ってきたアセスメントおよび収集した患者情報から推側してみましょう。
>
> (1)
>
> (2)
>
> (3)　　主訴，食事量，食事内容，食べ方，日常生活上や臨床上の問題点（課題）を
> 　　まとめ推察する。
>
> (4)
>
> (5)

(8)　主症状と関連の深い食事内容の検討

　　管理栄養士が実施した食生活・生活習慣患者情報(4)・(5)からは，体重減少と最も関係が深いと考えられる食事内容から，詳細検討を実施する。

> ★食生活・生活習慣患者情報収集結果からは，何が推測できるか考えてみましょう。
>
> ①　食事量からの推察。
>
> ②　食事内容からの推察。
>
> ③　運動量からの推察。

(9)　改善策の立案

> ★アセスメント，推察事項からは，どのような改善策が適切か各自考えてみましょう。

実習9

症例9　直腸癌（ストーマ造設術後）　48歳　男性

(1)　初診時の問診・食事調査によるアセスメント

患者の主訴，食生活から推察し評価を行う。

★以下の項目から何が推測できるか考えてみましょう。

① 　ストーマからの便が軟便。

② 　術後3日目より消化管術後食開始，全粥より普通食となり順調に食事量は増加。

---

(2)　身体計測の実施

★評価指標を算出してみましょう。

身長173cm　入院時体重（ABW）88kg　現体重80kg，体重減少率_____（期間__日間）

理想体重（IBW）_____kg　BMI_____kg/m²　%IBW_____%　%UBW_____%

---

(3)　身体計測・臨床検査によるアセスメント

身体指標と**臨床検査指標**からの評価を行う。

★以下の事項から推測できることを考えてみましょう。

① 　体格指標，血液生化学検査値を用いて栄養障害評価を行う。（資料2-2参照）

② 　主訴と血液生化学検査からの推察。

---

(4)　食生活患者情報の把握

［栄養素等摂取量結果］　En 1,900kcal　P 70g　F 50g　C 290g　食塩 9g　水分2,400ml

・普通食全量摂取，水分もこまめに摂取。

・入院までの食生活は，不規則，外食多い，脂肪過多，アルコール多飲。

【看護上の問題】

＃1　ストーマセルフケアが不安。

＃2　退院後の日常生活が不安。

＃3　職場復帰したときの生活が不安。

ストーマ造設（コロストミー）患者の栄養食事指導のポイント

　消化管ストーマを造設する場合，ほとんどが腸切除を伴うため，大腸の主な生理学的機能である水分と電解質の吸収が不十分になる。造設部位によって便の性状が変わるので，便の性状や量を確認する。摂取水分量を把握，脱水・電解質異常に気をつける。コロストミーの場合，手術前と同じ食生活をしていても食品の影響を受け下痢や便秘になりやすいが，基本的には食べてはいけないものはないという指導をする。ただし脂肪の多い食事をとると便は緩くなりやすい。術前の食生活をしっかり聞き，よく受けとめた上で指導する。

① 　脱水に注意する。

　水分と電解質の喪失による全身的影響を防ぐために，水分摂取を心がける。

② 　コロストミー患者が退院後の食生活で影響があるといわれているものに注意する。

・便秘しやすいもの：ご飯，うどん類，もち，パンなど

・消化の悪いもの：海藻類，きのこ類，ナッツ類，こんにゃくなど

・ガスをつくりやすいもの：いも類，炭酸飲料，ビール，豆類など

・便や尿のにおいが強くなるもの：にんにく，ねぎ類，卵，豆類，ビールなど

・便や尿のにおいを軽減するもの：ヨーグルト，パセリ

---

(5)　今後の栄養食事指導の立案

★どのような栄養食事指導が必要か各自考えてみましょう。

症例10　進行胃癌　34歳　女性

　周術期においては，周術期管理チームの一員として，専任の管理栄養士が医師と連携し，周術期の患者の日々変化する栄養状態を把握した上で，術前・術後の栄養管理を行った場合，周術期栄養管理実施加算が算定できる。また，退院後は，外来化学療法を実施している癌患者に対して，専門的な知識を有する管理栄養士（がん病態栄養専門管理栄養士）が指導を行った場合，外来栄養食事指導料1が算定できる。

　本症例では，NSTに依頼があり，がん病態栄養専門管理栄養士として，チーム医療の中で患者の栄養評価を行う。術前・術後・退院後の3つの段階で考えてみよう。

　管理栄養士は，術前においては栄養状態を把握し，低栄養患者に関しては適切な栄養管理，栄養指導を行う。術後においては，適切な栄養管理，栄養指導を行う。また，がん病態栄養専門管理栄養士として，化学療法時外来患者の栄養指導を行う。

＜手術前＞

(1)　初診時の問診・食事調査によるアセスメント

　　患者の主訴，食生活から推察し評価を行う。

> ★以下の項目から何が推測できるか考えてみましょう。
> ①　上腹部違和感。
> ②　6か月前から，上腹部違和感と食欲低下を自覚。
> ③　1日3食はきちんと摂取，上腹部違和感と食欲低下のため，以前と比べて摂食量は2/3程度になっている。
> ④　栄養のバランスには日ごろから気を配っている。
> ⑤　飲酒の習慣はない。

(2)　身体計測の実施

　　体格指標からの評価を行う。

> ★評価指標を算出してみましょう。
> 身長167cm　入院時体重（ABW）52kg　体重減少率＿＿＿＿％（期間＿＿＿か月間）
> 理想体重（IBW）＿＿＿＿kg　罹患前体重（UBW）55kg（6か月前）　BMI＿＿＿＿kg/m²
> %IBW＿＿＿＿%　%UBW＿＿＿＿%

(3)　身体計測・臨床検査によるアセスメント

　　身体指標と**臨床検査指標**からの評価を行う。

> ★以下の事項から推測できることを考えてみましょう。
> ①　体格指標，血液生化学検査値を用いて栄養障害評価を行う。（資料2-2参照）
> ②　主訴と血液生化学検査からの推察。
> 　　上腹部違和感，体重減少・食欲不振：推察すべき検査項目＿＿＿＿＿＿＿＿＿＿＿＿
> ③　①，②に用いた以外の血液生化学検査からの推察。
> ④　胸部単純X線検査からの推察。
> ⑤　上部消化管内視鏡検査からの推察。

(4)　食生活患者情報の把握

　栄養管理を円滑に行うためには，管理栄養士が食生活患者情報を把握する。

［栄養素等摂取量結果］指示栄養量：En 1,500kcal，P 55g，F 35g，C 240g

・食事摂取量　2／3程度

　En＿＿＿＿＿kcal，P＿＿＿g，F＿＿＿g，C＿＿＿g

---

(5)　患者の把握と原因の検討

★胃癌時にみられる主な症状をあげてみましょう。

★また，その主な原因とは何か推測してみましょう。

---

(6)　胃癌患者の術前栄養管理

　術前の栄養状態は，手術成績や術後経過に大きな影響を与えるため，栄養状態のアセスメントは重要である。不足分を栄養補助食品で補う。

---

(7)　患者への栄養補給の理解

　術後の順調な回復のために栄養補給が必要であることを理解させ，積極的に栄養補給するようにさせる。

---

(8)　患者の把握と術前栄養管理の検討

★アセスメント，推察事項から，どのような栄養管理が適切か各自考えてみましょう。

＜術後＞

(1)　手術後の栄養管理

　　患者の術式・経過・指示栄養量を確認する。

★以下の項目から何が推察できるか考えてみましょう。

①　腹腔鏡下幽門側胃切除術（ビルロートⅠ法再建）。

②　術後経過は順調。

③　胃切除食1,500kcal／日＋成分栄養剤300kcal／日（1,800kcal／日）の栄養摂取状況で，第11病日に退院。

---

(2)　手術後の栄養管理

★術後の栄養管理について調べ，「周術期栄養管理計画」を作成し，「モニタリング項目」について検討してみましょう。

＜退院後＞

(1)　患者の術後経過からの推察・評価

★以下の項目から何が推察できるか考えてみましょう。

①　術後1か月後から，1年間の補助化学療法（エスワン＋ドセタキセル併用療法）。

②　治療開始時の体重は49kg。

③　術後補助化学療法中も，食事1,500kcal／日＋成分栄養剤300kcal／日で栄養状態を維持。治療中に1回，発熱性好中球減少症を認めたが，入院加療にて軽快。それ以外に重篤な有害事象は認めず，予定通りの術後1年間の治療を完遂。

④　治療完遂時の体重は49kgであった。術後2年を経過した現在まで再発なく，術後経過は順調。

⑵化学療法時の栄養管理

　　癌患者は食欲不振による栄養摂取不足や経口摂取不能に陥っていることもあり，個々の状況に応じた栄養補給手段（経口摂取，経腸栄養，静脈栄養）を用いる必要がある。さらに，化学療法によって現れる種々の副作用には注意し，個々の状況に応じた栄養管理を計画する。

抗癌剤によって現れる主な副作用

　嘔気（吐き気），嘔吐，口内炎，下痢，便秘，貧血，倦怠感，脱毛など

化学療法時の栄養管理

①　副作用による影響の場合：抗癌剤治療・放射線治療・鎮痛薬等の副作用（吐き気，口内炎，味覚変化，腹満感等）によっても食欲不振が引き起こされる。一般的に食欲不振時は，なめらかな口当たりのもの，やわらかいもの，さっぱりしたもの，濃い味付けのものが好まれる傾向にある。臭いが吐き気を誘発している場合は，軽減する工夫をする。

②　消化吸収機能が低下している場合：消化吸収のよい食品，調理法を選ぶ。白飯，パン，うどん等の糖質食品をエネルギー源とし，煮物，蒸し物，汁物等，やわらかく加熱調理したもの。

③　通過障害・嚥下困難がある場合：消化管の狭窄，外科的切除による機能変化，嚥下反射に問題がある場合等には，なめらかでやわらかいものを選ぶ，細かくする等の工夫をし，食べ物がスムーズに消化管を通れるようにする必要がある。

⑶　患者の把握と化学療法時の栄養管理

★化学療法時には，どのような栄養管理が必要か考えてみましょう。

周術期における適切な栄養管理を推進する観点から，管理栄養士が行う周術期に必要な栄養管理について，周術期栄養管理実施加算を新設する。

（新）周術期栄養管理実施加算270点（1手術に1回）

［算定対象］全身麻酔を実施した患者
［算定要件］別に厚生労働大臣が定める施設基準に適合しているものとして地方厚生局長等に届け出た保険医療機関において，手術の前後に必要な栄養管理を行った場合であって，区分番号Ｌ008に掲げるマスク又は気管内挿管による閉鎖循環式全身麻酔を伴う手術を行った場合は，周術期栄養管理実施加算として，270点を所定点数に加算する。

　⑴　周術期栄養管理実施加算は，専任の管理栄養士が医師と連携し，周術期の患者の日々変化する栄養状態を把握した上で，術前・術後の栄養管理を適切に実施した場合に算定する。

　⑵　栄養ケア・マネジメントを実施する際には，日本臨床栄養代謝学会の「静脈経腸栄養ガイドライン」又はESPENの「ESPEN Guideline：Clinical nutrition in surgery」等を参考とし，以下の項目を含めること。なお，必要に応じて入院前からの取組を実施すること。

　　「栄養スクリーニング」，「栄養アセスメント」，「周術期における栄養管理の計画を作成」，「栄養管理の実施」，「モニタリング」，「再評価及び必要に応じて直接的な指導，計画の見直し」

　⑶　⑵の栄養ケア・マネジメントを実施する場合には，院内の周術期の栄養管理に精通した医師と連携していることが望ましい。

　この場合において，特定機能病院入院基本料の注11に規定する入院栄養管理体制加算並びに救命救急入院料の注9，特定集中治療室管理料の注5，ハイケアユニット入院医療管理料の注4，脳卒中ケアユニット入院医療管理料の注4及び小児特定集中治療室管理料の注4に規定する早期栄養介入管理加算は別に算定できない。

［施設基準］
　⑴　当該保険医療機関内に周術期の栄養管理を行うにつき十分な経験を有する専任の常勤の管理栄養士が配置されていること。
　⑵　総合入院体制加算又は急性期充実体制加算に係る届出を行っている保険医療機関であること。

（令和4年度診療報酬改定Ⅰ-7　地域包括ケアシステムの推進のための取組-④）

図9-1　周術期の栄養管理の推進

（公益社団法人日本栄養士会HP:https://www.dietitian.or.jp/features/medical-fee/20220401.html）

症例11　摂食嚥下障害（退院時栄養食事指導）　72歳　女性

本症例は，退院時栄養食事指導に向けた検討とする。

(1)　問診・食事調査によるアセスメント

患者の主訴，食生活から推察し評価を行う。

> ★以下の項目から何が推測できるか考えてみましょう。
> ①　むせる，声が出にくい。
> ②　手足が動かしにくいが（左半身麻痺），食事は自力で摂取できる。
> ③　食事量を増やしたい。
> ④　食事中の水分はとろみ付加で，固形物は軟飯軟菜食が摂取可能である。

(2)　身体計測の実施

嚥下造影検査（VF），体格指標などから評価を行う。

> ★評価指標を算出してみましょう。
> 身長156.0cm　現体重46.5kg　体重減少率＿＿＿％（期間：＿＿＿か月）
> 理想体重（IBW）53.5kg　通常時体重（UBW）56.0kg（4.5か月前）　BMI＿＿＿kg/m²
> ％IBW＿＿＿％　％UBW＿＿＿％　AC 23.8cm　TSF 14.4mm　AMC＿＿＿cm
> AMA＿＿＿m²　％AC＿＿＿％　％TSF＿＿＿％　％AMC＿＿＿％　％AMA＿＿＿％

(3)　身体計測・臨床診査によるアセスメント

身体指標と臨床検査指標からの評価を行う。

> ★以下の事項から推測できることを考えてみましょう。
> ①　体格指標，血液生化学検査値を用いて栄養障害評価を行う。
> ②　主訴と血液生化学検査からの推察。
> ③　①②に用いた以外の血液生化学検査からの推察。
> ④　嚥下造影検査（VF）からの推察。

(4)　食生活患者情報の把握

栄養補給（食事療法も含め），栄養教育を円滑に行うためには，管理栄養士による食生活患者情報の把握は不可欠である。

> ［栄養素等摂取量状況］　軟飯軟菜食（嚥下調整食 コード4）（p.109の表12-1参照）
> 　　　　　　　　　　　　En 1,250kcal，P 40g，食塩6g未満，水分約1,400ml
> 　　　　　　　　　　　　牛乳禁（とろみ付加が必要なため）
> 　　　　　　　　　　　　毎食，飲料（お茶）にとろみ剤を使用
> 　　　　　　　　　　　　栄養補助食品で260kcalを摂取
> 【食事摂取状況】
> ・軟飯軟菜食が摂取可能である。
> ・頭部屈曲位の姿勢であれば，液体誤嚥が防止できる。
> ・食事中の水分（味噌汁など）は，とろみ付加（中間のとろみ）が必要である。
> ・食事量のアップを希望している。
> ・腎臓内科よりたんぱく質制限の指示が出されている。
> 【自宅での食生活（病前）】
> ・自宅で1日3食，規則正しく摂取していた。

> ・野菜を中心とした和食が多く，肉や魚の摂取頻度は少なかった。
> ・夫が濃い味付けや漬物を好むため，それに合わせた食生活であった。
> ・１回の食事量はそれほど多くなく，饅頭や菓子パンなどの間食をよくしていた。
>
> 【生活背景】
> ・夫婦２人暮らし。
> ・子どもは独立して遠方に住んでいる。当面はヘルパー（生活援助）やデイサービスは利用しない。
>
> 【退院に向けて家族（夫）の希望】
> ・ご飯と味噌汁くらいは作れるが，３食の食事準備は難しいため，宅配食を利用した食事調整と水分の対応について知りたい。

(5)　患者の把握と退院後に推測される障害原因の検討

　　脳出血（右視床）により左半身麻痺と構音障害，嚥下障害を発症した患者である。ST訓練と看護師による食事見守り，管理栄養士による機能回復に合わせた食事調整，という多職種の介入により，４か月の入院治療で，運動機能，食欲・食事改善が得られた患者である。在宅療養に備えて，現在の嚥下機能に合った「軟飯軟菜食」（コード４）の食形態を自宅でも円滑に継続してもらう食支援が必要である。

　　今後の自宅での生活を家族と確認しながら，栄養ケアプランを作成する。食形態や食事環境（食事姿勢，食具を含む）の不備による摂取量の低下（低栄養）や，機能低下によるむせ・誤嚥の発症を防止するために，退院後も摂食状況の定期的な評価が必要である。

> ★本症例は，どのような症状・合併症が認められるかを，(1)から(4)までに行ってきたアセスメントおよび収集した患者情報から推測してみましょう。
>
> (1)
> (2)　　主訴，食事量，食事内容，食べ方，体位，臨床上の問題点の何が症状等誘発に
> (3)　　大きく関与しているか，共通点，類似点をまとめ推察する。
> (4)

(6)　主症状と関連の深い食事内容の検討

　　管理栄養士が入院中に介入した食事調整の状況と，自宅でのこれまでの食生活・生活状況に着眼し，詳細検討を実施する。

> ★食生活・生活背景情報収集結果からは，何が推測できるか考えてみましょう。

(7)　在宅療養における栄養ケアの立案

> ★アセスメント，推察事項，さらに家族の希望からは，どのような改善策が適切か各自考えてみましょう。

症例12　重症心身障害　3歳　女児

(1)　初診時の問診・食事調査によるアセスメント

　　　患者（家族）の主訴，問診などから推察し評価を行う。

★以下の項目から何が推測できるか考えてみましょう。
① 　ペースト食の進め方がよくわからない。
② 　体重が増えない。

(2)　身体計測の実施

　　　BMI，カウプ指数を算出し，**体格指標**からの評価を行う。

★評価指標を算出してみましょう。
身長97.0cm（－0.35SD）　体重12.8kg（－1.22SD）　BMI_____kg/m²　カウプ指数_____
3歳女児の平均身長_____cm　平均体重_____kg　％標準BMI_____％

(3)　身体計測・診察所見によるアセスメント

　　　身体的特徴，成長・発達の程度，摂食機能などからの評価を行う。

★以下の事項から推測できることを考えてみましょう。
① 　脊髄性筋萎縮症の病態，予後。
② 　NIPPVを24時間持続装着。低圧唾液持続吸引が必要。
③ 　発語は「うー」のみだが，強さや長さを変えることで意思表示をする。手首はわず
　　かに動かすことができる。
④ 　過去1年間で顕著な体重増加がない。
⑤ 　誤嚥性肺炎があり，1歳前に経管栄養のみとなった。2歳で胃瘻造設。
⑥ 　自排便はときにあるものの，硬便で慢性的な便秘状態である。下剤および浣腸でコ
　　ントロールしている。嘔吐や逆流はない。

(4)　食生活患者情報の把握

　　　栄養補給（食事療法も含め），栄養教育を円滑に行うためには，管理栄養士によ
　　る食生活患者情報の把握は不可欠となる。

［栄養素等摂取量結果］En 848kcal，P 31.2g
・注入食の準備は毎食，母親が行っている。
・ペースト食は朝に1回のみ，おもに粥を調整している。栄養補助食品を継続投与。
・栄養補給内容：ペースト食300ml，豆乳＋青汁50ml，半固形ラコール150ml，鉄分補
　給飲料50ml，微量元素欠乏予防飲料60ml，エネーボ250ml，水分600ml（白湯300ml
　＋ソリタ水300ml）
・栄養投与スケジュール：表8-6参照。

(5)　患者の把握と障害原因の検討

　　　誤嚥性肺炎回避のために経口摂取がかなわず，胃瘻からの栄養投与となっている
　　患児である。これまで経腸栄養剤を主体とした注入食であったが，現在の投与内容
　　では体重が増えてこないことと，地域の公立小学校への入学を見据え，給食時の対
　　応として（ペースト食を家庭から持参する），多様な食品を用いて必要栄養量を確
　　保したペースト食への移行が主治医より指示された。

　ペースト食を主体とした注入食への円滑な移行には，患児の病態，身体状況（胃容量や形も含む）等を理解したうえで，注入量を設定して経腸栄養剤の量と投与スケジュールの見直し，介護者（家族）へのペースト食の調理指導が必要となる。

　　・患児の発育（身長・体重）をサポートする栄養ケアプランを作成する。

　　・家族と一緒の食生活の中で，食事を楽しめるようにする。

　　・家族・介護者の力量や環境に考慮し，無理なく実践できる方法を検討する。

★本症例は，どのような栄養問題（課題）が考えられるか，(1)から(4)までに行ってきたアセスメントおよび収集した患者情報から推測してみましょう。

(1)

(2)　　病名，主訴，問診，診察所見，食生活状況などから，問題点（課題）をまとめ推察

(3)　　する。

(4)

---

(6)　主症状と関連の深い食事内容の検討

★食生活・生活背景情報収集結果から，何が推測できるか考えてみましょう。

①　指示栄養量からの推察。

②　経腸栄養剤の量と投与スケジュールからの推察。

③　介護者（母親）の食事調整方法，知識からの推察。

---

(7)　改善策の立案

★アセスメント，推察事項，さらに家族の希望からは，どのような改善策が適切か各自考えてみましょう。

実習
9

症例13 血液透析 48歳 男性

（1） 初診時の問診によるアセスメント

患者の問診，栄養補給から推察し評価を行う。

★以下の項目から何が推測できるか考えてみましょう。
① 皮膚の乾燥・かゆみ
② 口腔乾燥
③ 透析間体重増加

（2） 身体計測の実施

★評価指標を算出してみましょう。
身長169.5cm　ドライウェイト67kg　理想体重（IBW）＿＿kg　%IBW＿＿%
BMI＿＿＿kg/m²　透析間体重増加 中2日6kg　透析間体重増加率＿＿%

（3） 身体計測・臨床検査によるアセスメント

身体指標と臨床検査指標からの評価を行う。

★以下の事項から推測できることを考えてみましょう。
① 体格指標，血液生化学検査値を用いて栄養障害の評価。
② 主訴と血液生化学検査，身体状況から推察（皮膚の乾燥・かゆみ，透析間体重増加）
③ 心胸比，血液浸透圧を測定し，食事との関連を推察する。

（4） 食生活患者情報の把握

栄養補給（食事療法も含め），栄養教育を円滑に行うためには，管理栄養士による食生活患者情報の把握は不可欠となる。

［栄養素等摂取量結果］En 2,300kcal　P 83g　F 80g　C 280g　食塩10.6g　K 2,620mg
　P（リン）1,060mg
・間食習慣なし。
・キムチをよく食べる。1回量が50gと多く，塩分摂取増加を招いている。
・昼食は，うどんとおにぎり，ラーメンと炒飯などの組み合わせが多い。
・野菜の摂取頻度が少ない。
・実家が自営業で鶏肉を扱っているため，家庭での食事は鶏肉料理が多くなっており，調理担当の母親が高齢のため惣菜の利用も多い。

（5） 患者の把握と病態の検討

★腎臓の機能のなかで，透析で代替できること，できないことを理解しましょう。
★長期血液透析の主な合併症を理解し，食生活での予防を考えてみましょう。
　　　①骨の障害　②透析アミロイドーシス　③動脈硬化　④心不全　⑤感染症
★透析間体重増加について，中2日の増加率がドライウェイトの2～6％以内となるよう，水分摂取量，塩分摂取量を把握しましょう。

（6） 食事療法の検討

・エネルギー，たんぱく質は適正量を摂取することで，異化亢進による体たんぱく質の崩壊を抑制し，たんぱく質代謝産物の体内貯留を予防する。
・ナトリウムの過剰摂取による血液浸透圧値の上昇は口渇の原因となり，過剰な飲水を招くことから，食塩と水分の管理は重要である。
・透析間の体重増加率を中2日でドライウェイトの2～6％以内にとどめるよう，体重増加量をみながら水分摂取量を調節する。

実習10 ▷ 栄養診断にもとづいた管理計画（栄養介入）の作成（各種課題症例）

目的　1）さまざまな疾患・病態別の症例の栄養診断にもとづいた管理計画（栄養介入）の作成について理解する。

実施項目　1）さまざまな疾患・病態別栄養診断にもとづいた管理計画（栄養介入）作成

準備　栄養管理計画書（用紙5-1）［実習5，実習8で作成した用紙］，病棟訪問用紙（用紙6-1）［実習6，実習9で使用した用紙］，症例検討（pp.31〜33）［実習6症例検討を記入したもの］，症例検討（pp.75〜98）［実習9症例検討を記入したもの］，栄養管理報告書（SOAP用紙：用紙7-2）2枚［1枚は実習7で作成した用紙］　＊用紙は1症例1枚ずつ使用

手順 班単位

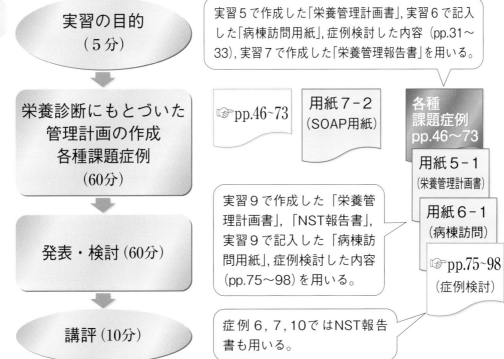

実習の目的（5分）

実習5で作成した「栄養管理計画書」，実習6で記入した「病棟訪問用紙」，症例検討した内容（pp.31〜33），実習7で作成した「栄養管理報告書」を用いる。

栄養診断にもとづいた管理計画の作成 各種課題症例（60分）

☞pp.46〜73

用紙7-2（SOAP用紙）

各種課題症例 pp.46〜73

用紙5-1（栄養管理計画書）

用紙6-1（病棟訪問）

☞pp.75〜98（症例検討）

実習9で作成した「栄養管理計画書」，「NST報告書」，実習9で記入した「病棟訪問用紙」，症例検討した内容（pp.75〜98）を用いる。

発表・検討（60分）

講評（10分）

症例6，7，10ではNST報告書も用いる。

実施10-1 ▷ 栄養診断にもとづいた管理計画の作成（実習7課題症例③）

① 栄養診断にもとづいた管理計画の作成について復習する（pp.35〜42）。

② 実習7課題症例③の栄養診断にもとづいた管理計画の作成，記録について確認する。

実施10-2 ▷ 栄養診断にもとづいた管理計画の作成（各種課題症例）

① 実習9で症例検討した課題症例について，栄養診断にもとづいた管理計画を作成，用紙7-2を用いて，管理計画の記録を個人またはグループで行う。

② 作成した栄養診断にもとづいた管理計画を発表，それをもとにディスカッションする。

実習11　在宅療養者の食生活支援

目的
1）在宅患者訪問栄養食事指導について知る。
2）在宅療養者の栄養アセスメント・栄養ケア計画を考える。

実施項目
1）在宅患者訪問栄養食事指導
2）在宅患者訪問栄養食事指導の動画視聴
3）在宅療養者の症例検討・栄養ケア計画書作成

準備
栄養スクリーニング・アセスメント・モニタリングシート（用紙11-1），栄養ケア計画書（用紙11-2）

手順

実習の目的
（5分）

↓

在宅療養者の栄養ケアの流れ説明
（10分）

在宅と医療機関の，栄養ケア計画の違い，注意点等について考える。

↓

在宅訪問（ロールプレイ）症例検討（60分）または動画視聴

☞pp.100~106

用紙11-1（栄養スクリーニング・アセスメント・モニタリング）

課題症例④ p.104

用紙11-2（栄養ケア計画）

↓

発表・検討（50分）または参考資料11-1をもとに発表

栄養スクリーニング・アセスメント・モニタリングシートの様式例に従って栄養アセスメントし，栄養ケア計画書を作成する。

↓

講評（10分）

実施11-1　在宅療養者の栄養ケア

① **在宅療養者の栄養ケアについて知る。**

（1）**訪問栄養食事指導の役割**

在宅高齢者を対象とした栄養評価や摂食状況，身体状況，生活状況等についての調査では，「低栄養」「低栄養のおそれあり」を合わせた，栄養状態に問題のある高齢者

が約8割であり，低栄養高齢者では咀嚼障害や嚥下障害が多く，誤嚥性肺炎や褥瘡といった疾患を併発する危険性も高いという結果が明らかになり，低栄養状態の予防・改善の重要性を示している。

　栄養改善の取り組み効果としては，食事摂取量の増加，体重の増加，身体機能の改善，主観的健康観の向上があるとされている。高齢者の食べることの意義としては栄養改善だけではなく，楽しみ，生きがいと社会参加の意欲や，食べることに伴う生活機能の向上，コミュニケーションの回復，生活リズムなど生活の質の改善が挙げられ，それらがやりたいことをすること（自己実現）につながるとされている。

　また，高齢者だけでなく，神経難病患者や障害者，重症心身障害者とその家族の立場や思いを理解し，医師や看護師など専門職と連携しながら，住み慣れた地域でその人らしい生活を長く続けていけるよう，そして，最後まで「口から食べること」を支援するという役割を担うのが在宅訪問管理栄養士である。

(2)　訪問栄養指導の種類

　訪問栄養指導とは，管理栄養士が療養者の自宅等へ訪問して栄養食事指導を行うことである。公的制度の主なものとしては，介護保険による「居宅療養管理指導」，医療保険による「在宅患者訪問栄養食事指導」がある（表11-1）。

(3)　在宅訪問栄養食事指導の流れ

　在宅療養は，在宅療養者とその家族が中心となる。そのため，栄養ケア計画はあくまでも在宅療養者を主体とし，生活背景を考慮して作成することが重要となる。

　介護保険における居宅療養管理指導は栄養ケア・マネジメントの手順に沿って行い，栄養ケア計画は，医師の指示に基づき，また介護支援専門員による居宅サービス計画書の中で，どのような位置づけとなっているかを確認して計画を立てる必要がある。支援内容や患者情報は多（他）職種と共有することも大切である。

(4)　在宅訪問栄養指導の持ち物

　在宅訪問栄養指導と入院や外来栄養指導との大きな違いは，前者は患者の自宅での調理実習が可能なことである。患者宅のキッチン用具で調理することが基本であるが，ミキサーやフードプロセッサーなどの用具，とろみ剤などを持っていくことで，より簡便で安全，おいしい食事づくりのための情報提供を行える。在宅医療の現場では，臨床的データがそろっていないことも多く，さらに体重計測ができないといったケースも多くみられるが，フィジカルアセスメントはそのような状況下でも実施できるため重要である。

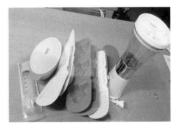
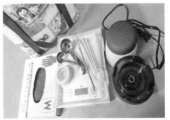

(5)　栄養ケア・ステーションの役割

　栄養ケア・ステーション（以下，栄養CS）は，“地域に顔の見える”管理栄養士・栄養士を増やし，地域住民が身近な場所でいつでも気軽に食生活や栄養に関する相談をしたり，支援を受けたりできるようにすることを目的に創設された。令和3年度からは，日本栄養士会，都道府県栄養士会が設置している栄養CSから，医療機関と連

携し、医師の指示により、疾患をもつ患者への栄養食事指導が実施できるようになり、栄養CSの役割は今後ますます大きくなると考えられる。

表11-1 訪問栄養食事指導の種類 (令和4年4月現在)

要介護認定		あり			なし		
適用保険		介護保険 居宅療養管理指導費（1単位＝10円）			医療保険 在宅患者訪問栄養食事指導料（1点＝10円）		
算定額		① 単一建物居住者1人の場合	② 単一建物居住者2人以上9人以下の場合	③ ①②以外の場合	① 単一建物診療患者1人の場合	② 単一建物診療患者2人以上9人以下の場合	③ ①②以外の場合
	Ⅰ	544単位	486単位	443単位	530点	480点	440点
	Ⅱ	524単位	466単位	423単位	510点	460点	420点
実施機関		指定居宅療養管理指導事業所			医療機関（Ⅱは診療所の場合）		
管理栄養士の所属等	Ⅰ	指定居宅療養管理指導事業所に所属する常勤または非常勤			かかりつけ医と同一の医療機関に所属する常勤または非常勤		
		栄養ケア・ステーション（日本栄養士会，都道府県栄養士会）または他の医療機関					
	Ⅱ	Ⅰ以外の介護保険施設 (施設サービスの人員基準を超えて管理栄養士を置いている，または常勤の管理栄養士を1名以上置いている場合)					
医師の指示事項		栄養ケア計画に基づいた指示			患者ごとに適切なものとし，熱量・熱量構成，たんぱく質，脂質その他の栄養素の量，病態に応じた食事の形態等に係る情報のうち医師が必要と認めるものに関する具体的な指示		
実施内容		・関連職種と共同で栄養ケア計画を作成し，交付 ・栄養管理に係る情報提供および指導または助言を30分以上行う ・栄養ケア・マネジメントの手順に沿って栄養状態のモニタリングと定期的評価，計画の見直しを行う			・食品構成に基づく食事計画案または具体的な献立を示した食事指導せんを交付 ・食事指導せんに基づき，食事の用意や摂取等に関する具体的な指導を30分以上行う		
対象		通院または通所が困難な利用者で，医師が，厚生労働大臣が別に定める特別食を提供する必要性を認めた場合または当該利用者が低栄養状態にあると医師が判断した場合に対象となる 指導対象は患者または家族など			通院が困難な患者であって，別に医師が定める特別食を提供する必要性を認めた場合に対象となる 指導対象は患者または家族など		
対象食		腎臓病食，肝臓病食，糖尿病食，胃潰瘍食，貧血食，膵臓病食，脂質異常症食，痛風食，心臓疾患などに対する減塩食，てんかん食，特別な場合の検査食，十二指腸潰瘍に対する潰瘍食，クローン病および潰瘍性大腸炎による腸管機能の低下に対する低残渣食，高度肥満症食（肥満度が40％以上またはBMIが30以上），高血圧に関する減塩食（食塩6g未満）					
		経管栄養のための流動食，嚥下困難者（そのために摂食不良となった者も含む）のための流動食，低栄養状態に対する食事			フェニールケトン尿症食，楓糖尿食，ホモシスチン尿食，ガラクトース血症食，尿素サイクル異常症食，メチルマロン酸血症食，プロピオン酸血症食，極長鎖アシル-CoA脱水素酵素欠損症食，糖原病食，治療乳，無菌食 がん，摂食・嚥下機能低下，低栄養		
給付限度		月2回					

日本栄養士会『地域における訪問栄養食事指導ガイド　管理栄養士によるコミュニティワーク』(2015)
より一部改変

課題症例④　在宅療養者の食生活支援　82歳　女性

【病　　　　名】慢性閉塞性肺疾患（COPD）

【主　　　　訴】歯の嚙み合わせが良くないため，固いものが食べられない。食欲が
　　　　　　　　ないことに加え，むせると呼吸困難感が出現することがこわいので，
　　　　　　　　食が進まず，長期的な体重減少がみられる。

【現　病　歴】COPDの進行により現在は在宅酸素療法1.5l/分で過ごしている。急
　　　　　　　　な喘息発作，動脈血酸素飽和度低下時には，在宅点滴にて対応。

【体　重　歴】現在35.7kg，1年前38.0kg，罹患前53.0kg

【既　往　歴】気管支喘息，2型糖尿病，直腸癌，高血圧症

【職　　　　歴】なし

【要 介 護 度】要介護1

【在宅サービス状況】往診：月2回，訪問看護：週2回

【障害高齢者の日常生活自立度】※　A2

【コミュニケーション能力】問題なし

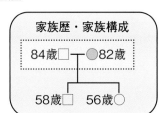

家族歴・家族構成

84歳□──●82歳

58歳□　　56歳○

【主たる介護者】夫

【介護者の状況】食事を含め家事全般を担っている。退職後に男の料理教室に通っ
　　　　　　　　ていたこともあり，簡単な料理はできる。子どもは2人いるが，
　　　　　　　　遠方にて援助は頼めない。夫は高血圧であるが現在のところ健康。
　　　　　　　　徒歩圏にスーパーマーケットはなく，食材宅配サービスを利用。
　　　　　　　　できるだけ家で看てあげたいと考えている。

【診 察 所 見】身長153cm，体重35.7kg，SpO$_2$ 99%（O$_2$使用下）

【治 療 状 況】薬物療法（キプレス，テオドール，グラクティブ，アマリール，ア
　　　　　　　　ムロジン），在宅酸素療法1.5l/分

【治 療 方 針】発熱や呼吸状態悪化の際にも患者は入院を希望せず，在宅での治療，
　　　　　　　　介護を希望。また，中心静脈栄養，経腸栄養による栄養補給，その
　　　　　　　　他延命処置となることも一切希望しない。可能な限り経口から栄養
　　　　　　　　を摂取し，栄養不良を食い止める。

【指示栄養量】En 1,500kcal，P 50g

【食　生　活】

① 一度にたくさん食べられない。

② 咀嚼すると顎舌骨筋がだるくなるため，咀嚼を有するようなものは避けが
　　ちである。

③ 咀嚼機能を補助した嚥下調整食(いわゆるキザミ食など)には拒否感がある。

④ 元々食に対するこだわりは強く，手作り志向であった。

⑤ 食事回数は1日3回。間食習慣はあったが，今はない。

⑥ 夫が食事作りに疲弊している。

【生活習慣】

① 気分転換に夫と散歩に行く以外，普段はベッド上で過ごしている。

② お洒落で百貨店に行くことが趣味だったが，病気後は人に会うことが億劫
　　になっている。

※　障害高齢者の日常生活自立度：「生活自立」「準寝たきり」「寝たきり」に分けられ，4段階のランク
　（J，A，B・C）があり，日常生活の自立度を客観的に判定するのに用いられている。

●リハビリテーション記録

(1) リハビリテーション問題

　#1　労作時の呼吸苦により活動量が低下し，それにより筋力低下が起き，悪循環となっている。

(2) リハビリテーション計画

　#1⇒労作時の呼吸苦を軽減するために，呼吸介助，腹式呼吸などの呼吸訓練を行う。

　#2⇒下肢筋力増強訓練を行うことにより，動作の維持向上を図る。

　#3⇒関節可動域訓練を行うことで，動作時の筋肉のこわばりを和らげる。

●臨床検査

介入時血液生化学検査

Hematology		Biochemistry			
WBC	16,350 U/l	T-Bil	0.2 mg/dl	TG	123 mg/dl
RBC	3.68 U/l	Alb	3.4 g/dl	HDL-C	55 mg/dl
Hb	9.9 g/dl	AST	19 U/l	LDL-C	113 mg/dl
Ht	31.5 %	ALT	14 U/l	FPG	156 mg/dl
MCV	89.4 fl	ALP	210 U/l	HbA1c	7.3 %
MCH	29.3 pg	BUN	16.1 mg/dl	Fe	40 μg/dl
MCHC	32.8 %	Cre	0.61 mg/dl	TIBC	277 μg/dl
CRP	6.7 mg/dl	UA	5.2 mg/dl	UIBC	237 μg/dl
		Na	140 mEq/l	eGFR	94 ml/分/1.73m
		Cl	99 mEq/l		
		K	3.1 mEq/l		

尿検査				便検査	
pH	7.2	ケトン体	（－）	FOB	（－）
比重	1.016	ビリルビン	（－）		
尿蛋白	（－）	ウロビリノーゲン	（±）		
潜血	（－）	糖	（－）		

実施11-2　課題症例検討

① 在宅療養者の栄養アセスメント・栄養ケア計画を考える。

課題症例④ 在宅療養者の食生活支援　82歳　女性

(1) 初診時の問診・食事調査によるアセスメント

　患者の主訴，食生活から推察し評価を行う。

★以下の項目から何が推測できるか考えてみましょう。

① COPDの進行。

② 普段から食欲なく，少し口に入れるとお腹がいっぱいになる。

③ 歯の噛み合わせが良くないため，固いものが食べられない。

④ 噛むと顎が痛くなり，同時に呼吸困難感があるので，むせることがこわい。

⑤ １日は３食。間食はしていない。

(2) 身体計測の実施

体格指標からの評価を行う。

★評価指標を算出してみましょう。

身長153cm　罹患前体重（UBW）53.0kg　１年前の体重38.0kg　現在の体重35.7kg

BMI＿＿＿kg/m²　理想体重（IBW）＿＿＿kg　体重減少率＿＿＿％（６か月）

AC 18cm　TSF 6mm　AMC＿＿＿cm

％AC＿＿＿％　％TSF＿＿＿％　％AMC＿＿＿％

(3) 食生活患者情報の把握

栄養補給（食事療法も含め），栄養教育を円滑に行うためには，管理栄養士による食生活患者情報の把握は不可欠となる。

[栄養素等摂取量結果]　En 1,078kcal，P 42g，F 35g，食塩9.5g

朝食：豚まん，巨峰１粒，柿１/８切，温泉卵１個

昼食：ご飯軽く１膳，おでん（大根，はんぺん，たまご，肉団子　各１個）

夕食：カレー（レトルト）

(4) 身体計測・臨床検査によるアセスメント

身体指標，臨床検査指標，食生活患者情報からの評価を行う。

★以下の事項から推測できることを考えてみましょう。

① 体格指標，血液生化学検査値を用いて栄養障害評価を行う。

② 主訴や食生活患者情報から推測する摂食嚥下機能。

③ 病態や活動度を考慮した必要栄養量の算出。

(5) 信念と知識

★在宅において，主体となるのは患者とその家族です。どのような想いで在宅療養をされているのかを確認しましょう。

(6) 環境要因

サービスの利用状況や家庭環境が在宅療養において重要な要素となる。

★以下の事項について推測できることを考えてみましょう。

① 在宅サービス利用状況から考えられること。

② 老老介護，主介護者が夫（男性）であること。

③ 経済的問題。

④ 子どもの支援が得られない。徒歩圏にスーパーマーケットがない。

実習
11

(7)　在宅において患者とその家族に応じた食事支援の検討

　　在宅においては，患者の栄養管理を実施することはもちろん，介護者（本症例では夫）のサポートをすることも重要なケアである。

★(1)～(6)のアセスメントから，患者および介護者の問題点をまとめてみましょう。

(1)
(2)
(3)
(4)　⎫ 主訴，食事量，食事内容，環境などから，在宅療養における問題や課題を推察する。
(5)
(6)

---

(8)　社会的資源の把握

　　在宅においては，地域の社会的資源や栄養補助食品，市販の介護食の知識も大切である。

★自分の町で使える資源は何かを考えてみましょう。また，調理実習も在宅訪問栄養指導の特徴です。この症例においてどのような調理提案ができるか，レシピも考えてみましょう。

①　配食サービス（配達地域，食事の種類，嚥下食や治療食の対応）。
②　介護食（病態に応じた種類，購入できる店舗，店舗以外での購入の方法）。
③　栄養補助食品（医薬品と食品の違い，種類，味，購入の方法）。
④　コンビニエンスストアや惣菜で使えるものはないか（アレンジレシピ）。
⑤　調理器具，レシピの提案（病態に応じてどのような点に配慮したか）。

---

(9)　栄養ケア計画の立案

★アセスメント，推察事項からはどのような栄養ケア計画が適切か各自考えてみましょう。

実習12 　咀嚼・嚥下障害者の栄養管理

目的
1） 咀嚼・嚥下障害者の栄養管理の方法について知る。
2） 咀嚼・嚥下障害者への食事介護の方法について知る。
3） ミールラウンドについて知る。

実施項目
1） 嚥下病態別の嚥下調整食作成
2） 嚥下調整食・とろみ調整食品試食・評価
3） 疑似体験装具や自助具を用いた食事介護
4） ミールラウンドの動画視聴　

準備
1） 嚥下調整食作成：ミキサー（ブレンダー），フードプロセッサー，ハンドミキサー（ハンドブレンダー）／計量カップ，計量スプーン，秤（0.1g計量可能なデジタル秤）／鍋，泡だて器（大・中・小）など／食材，とろみ調整食品，ゲル化剤（介護用市販食品）
2） 試食・評価：試食皿，透明プラスチックカップなど，スプーン／嚥下調整食品（市販），とろみ調整食品など
3） 食事介護：疑似体験装具，自助具，ガーグルベースン
嚥下調整食試食調査表，嚥下困難者用食品試食評価表（用紙12-1，12-2）

手順 班単位

実習の目的（5分）
↓
嚥下調整食作成（20分）　☞p.108

> 作成した基本となる料理を，単品または他の料理や粥と混ぜてミキサーなどにかけ試食する。

↓
嚥下調整食，嚥下困難者用食品，とろみ調整食品試食・評価 ミールラウンド（70分）　☞pp.108~112

用紙12-1（試食調査表）
用紙12-2（試食評価表）

> 疑似体験装具は実際に装着し，介護者の痛みや問題点を知る。また，疑似体験装具や自助具を用いて食事介護の技術を学ぶ。

↓
発表・検討（60分）
↓
講評（10分）

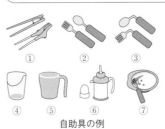

①握りやすいはし
②握りやすいスプーン，フォーク
③曲がりスプーン，フォーク
④飲みやすいコップ
⑤握りやすいコップ
⑥寝たままでも飲みやすいコップ
⑦すくいやすい皿

自助具の例

実習12

実施12-1 ▶ 嚥下調整食

① 嚥下調整食分類2021（日本摂食嚥下リハビリテーション学会）にもとづいた嚥下調整食を理解する。

② 軟食（基本となる料理）から，嚥下調整食2-1, 2-2（学会分類）を作成する。ミキサーを用い，とろみ調整食品などで調整をした後，試食，評価する（用紙12-1）。

③ 嚥下困難者用食品，とろみ調整食品を試食，評価する（用紙12-2）。

1. 嚥下調整食

嚥下調整食とは，嚥下機能障害に配慮して調整した（ととのえた・用意した・手を加えた）食事である。各嚥下障害者の嚥下病態に応じた食形態の提供を基に，疾患・病態，嗜好に合わせた対応が望まれる（日本摂食嚥下リハビリテーション学会嚥下調整食分類2021，表12-1，以下「学会分類」）。

2. 嚥下調整食作成，試食，評価

基本となる料理を作成し，単品または2品以上の料理をミキサーにかける。このとき，粒が少し残る程度（学会分類2-2）と粒が残らない程度（学会分類2-1）にミキサーのかけ具合を変えて，それぞれにとろみ調整食品で調整し違いを検討する。

基本となる料理例（1食分の目安量）

全粥		白身魚の煮付		かぼちゃの煮物	
米	60g	白身魚	70g	西洋かぼちゃ	100g
水	300g	だし汁	70ml	だし汁	100ml
ゲル化剤（デンプン分解酵素入り）		料理酒	2g	砂糖	4g
		砂糖	3g	みりん	4g
		しょうゆ	8g	しょうゆ	10g

トマト		ほうれんそうの煮浸し		豆腐のあんかけ	
トマト	100g	ほうれんそう（ゆで）	80g	絹ごし豆腐	150g
（湯剥きにし，細かく切り，バーミックスにかける）		（葉先のみ，全体の両方用意）		だし汁	100ml
		だし汁	80ml	料理酒	8g
		みりん	6g	しょうゆ	10g
		しょうゆ	8g	とろみ調整食品	3～4g

＊とろみ調整食品などは必ず計量する。

3. 嚥下困難者用食品，とろみ調整食品試食，評価

とろみ調整食品に関しては，表12-2，12-3，12-4を参照して，主原料の種類別に濃度を変えて試飲する。水やお茶にとろみをつける場合は，マドラーや泡立て器（小）を用いると混ぜやすい。

表12-1 日本摂食・嚥下リハビリテーション学会嚥下調整食分類2021（食事）早見表

実習 12

コード [I-8項]	名称	形態	目的・特色	主食の例	必要な咀嚼力 [I-10項]	他の分類との対応 [I-7項]
0j	嚥下訓練食品0j	均質で、付着性・凝集性・かたさに配慮したゼリー 離水が少なく、スライス状にすくうことが可能なもの	重度の症例に対する評価・訓練用 少量をすくってそのまま丸呑み可能 残留した場合にも吸引が容易 たんぱく質含有量が少ない		（若干の送り込み能力）	嚥下食ピラミッドL0 えん下困難者用食品許可基準I
0t	嚥下訓練食品0t	均質で、付着性・凝集性・かたさに配慮したとろみ水 （原則的には、中間のとろみあるいは濃いとろみ*のどちらかが適している）	重度の症例に対する評価・訓練用 少量ずつ飲むことを想定 ゼリー丸呑みで誤嚥したりゼリーが口中で溶けてしまう場合 たんぱく質含有量が少ない		（若干の送り込み能力）	嚥下食ピラミッドL3の一部 （とろみ水）
1j	嚥下調整食1j	均質で、付着性、凝集性、かたさ、離水に配慮したゼリー・プリン・ムース状のもの	口腔外で既に適切な食塊状となっている（少量をすくってそのまま丸呑み可能） 送り込む際に多少意識して口蓋に舌を押し付ける必要がある 0jに比し表面のざらつきあり	おもゆゼリー、ミキサー粥のゼリーなど	（若干の食塊保持と送り込み能力）	嚥下食ピラミッドL1・L2 えん下困難者用食品許可基準II UDF区分 かまなくてもよい（ゼリー状） （UDF：ユニバーサルデザインフード）
2-1	嚥下調整食2-1	ピューレ・ペースト・ミキサー食など、均質でなめらかで、べたつかず、まとまりやすいもの スプーンですくって食べることが可能なもの	口腔内の簡単な操作で食塊状となるもの（咽頭では残留、誤嚥をしにくいように配慮したもの）	粒がなく、付着性の低いペースト状のおもゆや粥	（下顎と舌の運動による食塊形成能力および食塊保持能力）	嚥下食ピラミッドL3 えん下困難者用食品許可基準II UDF区分 かまなくてもよい
2-2	嚥下調整食2-2	ピューレ・ペースト・ミキサー食などで、べたつかず、まとまりやすいもので不均質なものも含む スプーンですくって食べることが可能なもの		やや不均質（粒がある）でもやわらかく、離水もなく、付着性も低い粥類	（下顎と舌の運動による食塊形成能力および食塊保持能力）	嚥下食ピラミッドL3 えん下困難者用食品許可基準II UDF区分 かまなくてもよい
3	嚥下調整食3	形はあるが、押しつぶしが容易、食塊形成や移送が容易、咽頭でばらけず嚥下しやすいように配慮されたもの 多量の離水がない	舌と口蓋間で押しつぶしが可能なもの 押しつぶしや送り込みの口腔操作を要し（あるいはそれらの機能を賦活し）、かつ誤嚥のリスク軽減に配慮がなされているもの	離水に配慮した粥など	舌と口蓋間の押しつぶし能力以上	嚥下食ピラミッドL4 UDF区分 舌でつぶせる
4	嚥下調整食4	かたさ・ばらけやすさ・貼りつきやすさなどのないもの 箸やスプーンで切れるやわらかさ	誤嚥と窒息のリスクを配慮して素材と調理方法を選んだもの 歯がなくても対応可能だが、上下の歯槽堤間で押しつぶすあるいはすりつぶすことが必要で舌と口蓋間で押しつぶすことは困難	軟飯・全粥など	上下の歯槽堤間の押しつぶし能力以上	嚥下食ピラミッドL4 UDF区分 舌でつぶせる および UDF区分 歯ぐきでつぶせる および UDF区分 容易にかめるの一部

学会分類2021は、概説・総論、学会分類2021（食事）、学会分類2021（とろみ）から成り、それぞれの分類には早見表を作成した。

本表は学会分類2021（食事）の早見表である。本表を使用するにあたっては必ず「嚥下調整食学会分類2021」の本文を熟読されたい。

なお、本表中の【 】表示は、本文中の該当箇所を指す。

＊上記0tの「中間のとろみ・濃いとろみ」については、学会分類2021（とろみ）を参照されたい。

本表に該当する食事において、汁物にとろみを付ける場合には原則とろみ水を付ける。【I-9項】

ただし、個別に水分のとろみ付けを行ってとろみ水が必要と判断された場合には、その原則は解除できる。他の分類との対応については、学会分類2021との整合性や相互の対応が完全に一致するわけではない。【I-7項】

（日摂食嚥下リハ会誌 25(2): 135-149, 2021）

※「日摂食嚥下リハ学会ホームページ：https://www.jsdr.or.jp/wp-content/uploads/file/doc/classification2021-manual.pdf「嚥下調整食学会分類2021」を必ずご参照ください。

表12-2　とろみの3段階　日本摂食嚥下リハビリテーション学会分類2021（とろみ）早見表

	段階1 薄いとろみ 【Ⅲ-3項】	段階2 中間のとろみ 【Ⅲ-2項】	段階3 濃いとろみ 【Ⅲ-4項】
英語表記	Mildly thick	Moderately thick	Extremely thick
性状の説明 （飲んだとき）	「drink」するという表現が適切なとろみの程度 口に入れると口腔内に広がる 液体の種類・味や温度によっては，とろみが付いていることがあまり気にならない場合もある 飲み込む際に大きな力を要しない ストローで容易に吸うことができる	明らかにとろみがあることを感じ，かつ，「drink」するという表現が適切なとろみの程度 口腔内での動態はゆっくりですぐには広がらない 舌の上でまとめやすい ストローで吸うのは抵抗がある	明らかにとろみが付いていて，まとまりがよい 送り込むのに力が必要 スプーンで「eat」するという表現が適切なとろみの程度 ストローで吸うことは困難
性状の説明 （見たとき）	スプーンを傾けるとすっと流れ落ちる フォークの歯の間から素早く流れ落ちる カップを傾け，流れ出た後には，うっすらと跡が残る程度の付着	スプーンを傾けるととろとろと流れる フォークの歯の間からゆっくりと流れ落ちる カップを傾け，流れ出た後には，全体にコーティングしたように付着	スプーンを傾けても，形状がある程度保たれ，流れにくい フォークの歯の間から流れ出ない カップを傾けても流れ出ない（ゆっくりと塊となって落ちる）
粘度（mPa·s） 【Ⅲ-5項】	50-150	150-300	300-500
LST値（mm） 【Ⅲ-6項】	36-43	32-36	30-32
シリンジ法による残留量（ml）【Ⅲ-7項】	2.2-7.0	7.0-9.5	9.5-10.0

学会分類2021は，概説・総論，学会分類2021（食事），学会分類2021（とろみ）から成り，それぞれの分類には早見表を作成した。

本表は学会分類2021（とろみ）の早見表である。本表を使用するにあたっては必ず「嚥下調整食学会分類2021」の本文を熟読されたい。

なお，本表中の【　】表示は，本文中の該当箇所を指す。

粘度：コーンプレート型回転粘度計を用い，測定温度20℃，ずり速度50s^{-1}における1分後の粘度測定結果【Ⅲ-5項】。

LST値：ラインスプレッドテスト用プラスチック測定板を用いて内径30mmの金属製リングに試料を20ml注入し，30秒後にリングを持ち上げ，30秒後に試料の広がり距離を6点測定し，その平均値をLST値とする【Ⅲ-6項】。

注1．LST値と粘度は完全には相関しない。そのため，特に境界値付近においては注意が必要である。

注2．ニュートン流体ではLST値が高く出る傾向があるため注意が必要である。

注3．10mlのシリンジ筒を用い，粘度測定したい液体を10mlまで入れ，10秒間自然落下させた後のシリンジ内の残留量である。

（日摂食嚥下リハ学会誌　25(2)：135-149，2021）

※『日摂食嚥下リハ会誌　25(2)：135-149，2021』または日本摂食嚥下リハ学会ホームページ：https://www.jsdr.or.jp/wp-content/uploads/file/doc/classification2021-manual.pdf『嚥下調整食学会分類2021』を必ずご参照ください。

表12-3　とろみの3段階＊　とろみ調整食品のめやす

段階	〈段階1〉薄いとろみ	〈段階2〉中間のとろみ	〈段階3〉濃いとろみ
性状の説明	①スプーンを傾けると，すっと流れ落ちる。 ②ストローで容易に吸える。 ③カップから「すぅー」と流れ落ちる。	①スプーンを傾けると，とろとろ流れる。 ②ストローで吸うのは吸いにくい。 ③カップから「どろどろ」と落ちる。	①スプーンを傾けると，ぽたっと落ちる。 ②ストローで吸えない。 ③カップから「ぽたぽた」とゆっくり落ちる。
形状	ポタージュ状	とんかつソース状	ケチャップ状
とろみ調整食品 （水100mlに対して）	1g	1.5g	2g
備考	・水・お茶などによくかき混ぜながらすばやくとろみ調整食品を加えていきます。溶解後30秒から2分でとろみがつきます。 ・数回に分けて加えるとダマができます。 　入れすぎるととろみがつきすぎて飲みにくくなることがありますので，十分注意が必要です。 ・加える食品の種類，温度，量によってとろみが安定するまで時間がかかる場合もあります。		

＊「高知　咀嚼・嚥下困難な人の食形態区分の分類」による。

（資料：高知県地域医療提供モデル事業　ワーキンググループ）

表12-4　とろみ調整食品の特徴と用途

主原料		特　　徴	適した用途
でん粉		でん粉系 ・添加量が多く必要。 ・ヨーグルト状では飲み込みやすいが，ムース状など型抜きできるくらいになると，べたつき感がでる。	ブレンダー食・ムース食など型抜きできるような食品に向く。
増粘多糖類	グアーガム	グアーガム系 ・添加量が少なくても，とろみがつく。 ・牛乳でもしっかりとろみがでる。 ・多少グアーガムの豆臭さがある。	汁物のとろみづけ，ブレンダー食，ピューレ状食品に添加し，型抜きする場合に向く。
	キサンタンガム	キサンタンガム系 ・透明性に優れ，無臭で，付着性が少ない。 　しかし，スプーンですくいにくさがある。 ・牛乳・濃厚流動食に対してとろみがつきにくい。 ・ただし，一部の製品では牛乳に対してのみ改良されたものもある。 　（改良されたものには★印を付けた。）	低濃度のとろみづけに最適。透明感があるので飲料のとろみづけやあんかけに向く。

＊市販とろみ調整食品は，製品内容が変更されている場合がある。新しい情報を参照されたい。

（資料：大越ひろ：「テクスチャー調整食品」，臨床栄養105（2）：178-185，2004.より改変引用）

実習12

実施12-2　ミールラウンド

① 疑似体験装具は各自装着し，食事時にどのような問題がおき，どのような点に配慮が必要かなどを知る。

② 高齢者用の疑似体験装具をつける，利き腕とは反対の手で自助具を用いて食べる，片目を閉じて食べるなどの手段を用いて，食事介護の技術を学ぶ。

③ 食事介護は，2人1組で，要介護者（利用者）と支援者になり，嚥下調整食等を用いて行う。

④ ミールラウンドの事例を調べ，食事支援方法について考えてみる。

≪ミールラウンドとは≫
　ミールラウンドは，食事場面を多職種で観察し，食事摂取状況から咀嚼能力，口腔・嚥下機能，姿勢などに関して評価を行い，適切な食事支援方法を決定すること。

食事介護

準備：○流水と石けんで手を洗う。

　　　○利用者の体調確認を行う（バイタルチェック）。

手順①：環境の整備

　声かけを行い，利用者に食事の時間であることを認識してもらう。異食等を防ぐためにも，テーブルの上を片付け，きれいにする。

手順②：利用者の準備

　利用者の姿勢を整える（できる限り90度座位）。深く腰かけ，足底がしっかり床に設置している姿勢に整える。床に足底がつかないときは，踏み台などを使用する。その際，頸部は顎が上がった姿勢になっていないか確認し，首を前屈させ，顎引き位になるよう調整する。

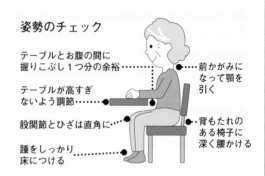

姿勢のチェック

- テーブルとお腹の間に握りこぶし1つ分の余裕
- テーブルが高すぎないよう調節
- 股関節とひざは直角に
- 踵をしっかり床につける
- 前かがみになって顎を引く
- 背もたれのある椅子に深く腰かける

　食事前には，うがいや水分摂取などで，口腔内を湿潤させる。それにより唾液の分泌を促し，口の動きのウォーミングアップを行う。

手順③：配膳

　献立の内容も説明する。

　　★食べる前に確認するポイント

　　1）利用者が覚醒しているか，食事を認識しているか。

　　2）食事に集中できるか（周りに気が散るものがないか）。

手順④：食事介助

　利用者が見上げる姿勢にならず，同じ目線になるように，椅子に座って介助を行う。スプーンはティスプーンを選ぶ。口腔内へスプーンを運ぶ際は，口の中へまっすぐ運び，舌の上に載せるように置き，スプーンを引き抜く。一口取り込んだ後は，次の一口を目の前に準備し，利用者の喉の動きに注目する。

　食事の順序は，利用者の意思を聞きながら行う。

　　★食べている途中に確認するポイント

　　1）顎が上がっていないか。

　　2）姿勢が崩れていないか。

　　3）喉仏がしっかりと上に上がっているか。

　　4）むせ込みはないか（むせた場合は，おさまるまで介助を中断する）。

　　5）摂食後の呼吸音と声質（湿性嗄声，気息性嗄声などがあるか）。

手順⑤：食後の介護

　口腔ケアを行う。うがいが難しい利用者には，ふき取りを行う。

　　★食べた後に確認するポイント

　　1）残渣物が口腔内に残っていないか。

　　2）湿性嗄声，気息性嗄声の有無。

　＊食後30分はすぐに横にならず座位のままで過ごし，食物等の逆流を防ぐ。

資　料

資料2-1　体格指標の算出方法

$$体重減少率(\%) = [(通常時体重(kg)^{*1} - 実測体重(kg)) \div 通常時体重(kg) \times 100$$
$$BMI(kg/m^2) = 体重(kg) \div 身長(m)^2$$
$$IBW(kg) = 身長(m)^2 \times 22$$
$$\%UBW(\%) = 実測体重^{*2}(kg) \div 通常時体重^{*3}(kg) \times 100$$
$$\%IBW(\%) = 実測体重(kg) \div 標準体重(kg) \times 100$$
$$AMC(cm) = AC(cm) - 3.14 \times TSF(mm) \div 10$$
$$AMA(cm^2) = (AMC)^2 \div (4 \times 3.14)$$
$$\%AC(\%) = AC \div 身体計測基準値(JARD2001) \times 100$$
$$\%TSF(\%) = TSF \div 身体計測基準値(JARD2001) \times 100$$
$$\%AMC(\%) = AMC \div 身体計測基準値(JARD2001) \times 100$$
$$\%AMA(\%) = AMA \div 身体計測基準値(JARD2001) \times 100$$

 解説動画

*1，*2，*3 体重減少率，％UBWの算出
　どの期間を求めるかで算出式の通常時体重は変化する。
　例：①通常時からa入院　b入院1週間目　c入院2週間目　d退院
　　　②入院からe入院1週間目　f入院2週間目　g退院
　　　③入院1週間目　h入院2週間目　i退院
　　　④入院2週間目　j退院

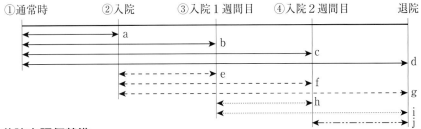

資料2-2　栄養障害評価基準

	正　常	評　価		
		軽　度	中等度	高　度
%UBW		85〜95%	75〜85%	75%以下
%IBW	90%以上	80〜90%	70〜80%	70%以下
%TSF	90%以上	80〜90%	60〜80%	60%以下
%AMC	90%以上	80〜90%	60〜80%	60%以下
%AMA	90%以上	80〜90%	60〜80%	60%以下
Alb（g/d*l*）	3.5以上	3.0〜3.5	2.1〜3.0	2.1以下
TTR（mg/d*l*）		10〜15	5〜10	5以下
TLC（/mm³）	2,000以上	1,200〜2,000	1,200〜800	800未満
Tf（mg/d*l*）	170以上	150〜170	100〜150	100以下
%CHl	90%以上	80〜90%	60〜80%	60%以下

●体重減少率　最近6か月の体重減少10%以上，3か月の体重減少7.5%以上，1か月の体重減少5%以上，1週間の体重減少2%以上，または1日の体重減少が0.2%以上持続する場合は中等度以上の栄養障害。
●TLC(/mm³) = WBC×リンパ球割合%/100

（日本静脈経腸栄養学会：コメディカルのための静脈経腸栄養ガイドライン一部改変）

資料2-3　JARD2001：身体計測値

〈男性〉

●身長（cm）

年齢	95%	50%	5%	年齢	95%	50%	5%
<25	182.2	171.0	161.0	55〜59	175.4	165.6	156.0
25〜29	181.0	171.3	160.2	60〜64	174.5	164.0	153.0
30〜34	181.0	172.0	163.4	65〜69	176.0	163.0	153.1
35〜39	182.0	170.9	162.0	70〜74	172.0	160.0	149.0
40〜44	179.2	170.0	161.0	75〜79	170.8	160.7	152.5
45〜49	176.9	168.3	159.0	80〜84	171.0	159.5	142.3
50〜54	177.6	167.0	156.7	≧85	173.1	156.0	140.4

●上腕周囲長（cm）

年齢	95%	50%	5%	年齢	95%	50%	5%
<25	32.5	27.0	22.3	55〜59	31.0	27.0	22.0
25〜29	33.4	27.4	23.1	60〜64	30.6	26.8	21.2
30〜34	33.2	28.6	24.0	65〜69	31.2	27.5	22.7
35〜39	33.8	28.0	24.2	70〜74	31.2	26.8	21.0
40〜44	32.5	28.0	23.9	75〜79	30.3	26.2	20.5
45〜49	32.2	27.8	23.8	80〜84	31.6	25.0	19.2
50〜54	32.3	27.6	23.0	≧85	29.1	24.0	19.0

●体重（kg）

年齢	95%	50%	5%	年齢	95%	50%	5%
<25	79.9	61.5	50.0	55〜59	77.6	63.0	47.0
25〜29	85.4	64.0	49.5	60〜64	73.7	61.9	45.0
30〜34	90.0	69.0	54.4	65〜69	74.3	60.3	47.4
35〜39	83.0	68.0	53.5	70〜74	72.2	57.9	43.1
40〜44	83.7	67.0	52.6	75〜79	68.2	55.0	41.0
45〜49	83.7	64.0	51.7	80〜84	68.9	54.0	38.1
50〜54	82.7	65.5	50.1	≧85	69.0	50.5	36.0

●下腿周囲長（cm）

年齢	95%	50%	5%	年齢	95%	50%	5%
<25	42.1	35.9	28.9	55〜59	40.5	35.6	30.1
25〜29	42.3	36.5	30.9	60〜64	40.0	34.8	29.9
30〜34	43.5	38.0	31.9	65〜69	38.6	34.0	28.5
35〜39	42.2	37.5	32.8	70〜74	37.6	33.4	27.8
40〜44	41.8	37.7	31.1	75〜79	38.1	32.8	27.2
45〜49	41.4	36.9	32.4	80〜84	37.8	31.9	25.2
50〜54	42.1	36.9	29.8	≧85	36.0	30.0	24.7

●BMI

年齢	95%	50%	5%	年齢	95%	50%	5%
<25	26.9	20.7	17.7	55〜59	27.1	22.9	18.5
25〜29	28.4	22.0	17.4	60〜64	27.2	23.3	17.9
30〜34	30.2	23.3	18.8	65〜69	25.4	22.1	17.5
35〜39	28.8	23.4	18.8	70〜74	27.5	22.0	16.5
40〜44	28.7	23.2	19.0	75〜79	26.0	21.2	15.4
45〜49	28.8	23.0	18.8	80〜84	28.9	20.6	16.1
50〜54	28.8	23.3	18.4	≧85	30.1	20.2	15.2

●上腕筋囲（cm）

年齢	95%	50%	5%	年齢	95%	50%	5%
<25	28.0	23.2	18.8	55〜59	27.6	23.7	19.7
25〜29	28.8	23.7	19.1	60〜64	27.1	23.4	18.3
30〜34	28.6	24.4	19.9	65〜69	27.6	24.0	19.4
35〜39	29.0	24.1	19.9	70〜74	28.1	23.6	18.5
40〜44	28.8	24.4	20.1	75〜79	26.9	22.9	18.0
45〜49	28.6	24.0	20.0	80〜84	26.9	21.8	16.4
50〜54	28.2	23.8	19.3	≧85	25.2	21.4	15.8

●上腕三頭筋皮下脂肪厚（mm）

年齢	95%	50%	5%	年齢	95%	50%	5%
<25	23.5	10.0	4.0	55〜59	20.2	9.0	4.0
25〜29	26.0	11.0	4.0	60〜64	18.9	9.0	4.0
30〜34	24.6	13.0	6.0	65〜69	19.0	10.0	5.0
35〜39	24.0	12.0	4.9	70〜74	20.0	10.0	5.0
40〜44	20.5	11.0	5.0	75〜79	18.7	9.3	4.2
45〜49	22.0	10.2	6.0	80〜84	18.5	10.0	4.0
50〜54	25.7	10.0	5.0	≧85	19.0	8.0	2.3

●上腕筋面積（cm²）

年齢	95%	50%	5%	年齢	95%	50%	5%
<25	62.5	43.0	28.2	55〜59	60.6	44.7	30.8
25〜29	66.0	44.7	28.9	60〜64	58.3	43.4	26.6
30〜34	65.1	47.5	31.4	65〜69	60.6	46.0	29.9
35〜39	65.9	45.8	31.4	70〜74	62.7	44.3	27.2
40〜44	66.1	47.3	32.1	75〜79	57.8	41.6	25.8
45〜49	65.1	45.9	31.8	80〜84	57.6	37.9	21.4
50〜54	63.3	45.2	29.5	≧85	50.6	36.6	19.9

●肩甲骨下部皮下脂肪厚（mm）

年齢	95%	50%	5%	年齢	95%	50%	5%
<25	22.2	10.0	5.6	55〜59	22.9	13.0	6.0
25〜29	27.0	12.5	7.0	60〜64	20.3	12.5	7.0
30〜34	28.7	15.0	8.0	65〜69	30.0	18.0	8.0
35〜39	27.0	15.5	8.0	70〜74	29.0	16.0	7.0
40〜44	25.3	16.0	8.0	75〜79	28.0	15.0	6.0
45〜49	22.7	14.0	8.0	80〜84	29.7	14.0	5.1
50〜54	24.1	16.0	6.4	≧85	26.0	10.0	5.0

〈女性〉

●身長（cm）

年齢	95%	50%	5%	年齢	95%	50%	5%
＜25	169.3	159.0	150.5	55〜59	161.1	153.0	143.7
25〜29	168.5	158.0	150.0	60〜64	159.0	152.0	143.1
30〜34	167.0	158.0	150.0	65〜69	158.2	151.2	141.2
35〜39	166.8	158.0	150.0	70〜74	160.0	150.0	139.0
40〜44	165.0	156.0	148.9	75〜79	156.0	146.9	134.7
45〜49	164.6	156.0	146.0	80〜84	155.0	144.3	130.1
50〜54	164.2	155.0	146.3	≧85	150.0	141.0	130.0

●上腕周囲長（cm）

年齢	95%	50%	5%	年齢	95%	50%	5%
＜25	29.6	24.6	21.3	55〜59	31.3	26.2	20.3
25〜29	29.4	24.3	20.7	60〜64	32.0	25.7	19.6
30〜34	29.8	24.3	21.0	65〜69	31.0	26.2	22.0
35〜39	30.2	25.0	21.4	70〜74	30.8	25.6	20.2
40〜44	31.7	26.4	22.1	75〜79	30.4	24.8	18.5
45〜49	31.0	26.0	21.3	80〜84	29.0	24.0	18.0
50〜54	31.8	25.6	21.4	≧85	29.1	22.6	17.7

●体重（kg）

年齢	95%	50%	5%	年齢	95%	50%	5%
＜25	65.0	50.4	41.7	55〜59	67.6	52.0	39.5
25〜29	63.4	50.0	41.0	60〜64	65.1	51.9	39.2
30〜34	70.1	49.5	42.0	65〜69	68.0	52.0	40.0
35〜39	67.7	52.0	41.2	70〜74	63.3	48.4	37.0
40〜44	68.4	52.0	43.5	75〜79	63.0	46.7	33.9
45〜49	68.5	53.0	42.7	80〜84	59.5	44.0	32.0
50〜54	67.7	52.0	40.0	≧85	52.6	40.5	29.5

●下腿周囲長（cm）

年齢	95%	50%	5%	年齢	95%	50%	5%
＜25	39.5	34.5	30.4	55〜59	37.9	33.1	26.3
25〜29	38.7	33.9	30.0	60〜64	38.3	32.5	25.1
30〜34	39.4	33.8	30.3	65〜69	37.6	32.2	28.0
35〜39	39.3	34.6	29.5	70〜74	37.2	31.6	27.0
40〜44	40.2	35.0	31.3	75〜79	35.9	30.6	25.7
45〜49	41.0	34.3	28.1	80〜84	35.4	29.6	22.6
50〜54	38.4	33.6	28.3	≧85	33.7	28.3	21.7

●BMI

年齢	95%	50%	5%	年齢	95%	50%	5%
＜25	24.2	20.1	17.3	55〜59	29.6	22.0	17.5
25〜29	24.1	19.9	17.0	60〜64	29.0	22.8	17.9
30〜34	26.5	19.8	17.5	65〜69	28.8	21.9	17.7
35〜39	26.6	20.8	17.0	70〜74	29.2	21.4	16.9
40〜44	27.9	21.8	17.8	75〜79	29.0	21.2	15.6
45〜49	28.4	21.7	17.7	80〜84	31.0	20.5	14.6
50〜54	27.5	21.7	17.5	≧85	25.6	20.5	14.3

●上腕筋囲（cm）

年齢	95%	50%	5%	年齢	95%	50%	5%
＜25	24.7	19.9	15.5	55〜59	26.0	20.5	16.5
25〜29	24.4	19.5	16.4	60〜64	25.1	20.6	16.8
30〜34	25.5	19.9	16.4	65〜69	24.3	20.8	16.4
35〜39	24.0	20.2	16.1	70〜74	24.5	20.3	15.8
40〜44	24.9	21.1	17.5	75〜79	24.8	20.2	15.5
45〜49	25.1	20.6	17.4	80〜84	23.6	20.0	15.5
50〜54	24.1	20.8	17.6	≧85	23.3	19.3	15.1

●上腕三頭筋皮下脂肪厚（mm）

年齢	95%	50%	5%	年齢	95%	50%	5%
＜25	29.1	14.0	5.0	55〜59	32.7	16.0	5.0
25〜29	28.0	14.0	2.1	60〜64	26.0	15.1	5.1
30〜34	29.1	14.0	2.5	65〜69	32.0	20.0	9.0
35〜39	28.1	15.0	6.0	70〜74	30.0	16.0	7.0
40〜44	31.7	15.5	7.0	75〜79	28.0	14.0	5.0
45〜49	31.1	16.0	5.0	80〜84	22.8	12.5	4.0
50〜54	27.1	14.5	5.0	≧85	22.0	10.0	3.3

●上腕筋面積（cm²）

年齢	95%	50%	5%	年齢	95%	50%	5%
＜25	48.6	31.5	19.2	55〜59	53.8	33.5	21.7
25〜29	47.6	30.2	21.3	60〜64	50.2	33.6	22.5
30〜34	51.6	31.5	21.9	65〜69	46.8	32.1	21.5
35〜39	46.0	32.6	20.7	70〜74	47.8	32.7	20.0
40〜44	49.5	35.4	24.5	75〜79	48.9	32.4	19.1
45〜49	50.2	33.8	24.1	80〜84	44.4	31.7	19.1
50〜54	46.3	34.4	24.6	≧85	43.2	28.8	17.3

●肩甲骨下部皮下脂肪厚（mm）

年齢	95%	50%	5%	年齢	95%	50%	5%
＜25	21.7	12.8	7.4	55〜59	29.1	16.5	6.5
25〜29	25.5	12.0	7.6	60〜64	31.3	13.8	6.0
30〜34	29.5	13.5	5.8	65〜69	39.0	22.0	10.0
35〜39	33.4	14.0	8.0	70〜74	36.0	18.0	7.0
40〜44	31.8	14.5	9.0	75〜79	31.0	16.0	6.0
45〜49	30.2	16.0	7.6	80〜84	28.9	13.3	6.0
50〜54	26.3	13.0	6.4	≧85	21.5	10.0	4.0

資料5-1　エネルギー必要量の算出

(1)　エネルギー必要量の算出
①　推定エネルギー必要量（EER）＝基礎代謝量（kcal/日）×身体活動レベル（PAL）
②　成長期（1～17歳）の推定エネルギー量
＝基礎代謝量（kcal/日）×身体活動レベル＋蓄積量

基礎代謝量

表5-1-1　体重を用いた基礎代謝量推定式(kcal/kg/日)

年齢(歳)	男　性	女　性
1～2	35.8×体重（kg）＋289	36.3×体重（kg）＋270
3～5	33.0×体重（kg）＋357	31.2×体重（kg）＋344
6～8	34.3×体重（kg）＋247	32.5×体重（kg）＋224
9～11	29.4×体重（kg）＋277	26.9×体重（kg）＋267
12～14	24.2×体重（kg）＋324	22.9×体重（kg）＋302
15～17	20.9×体重（kg）＋363	19.7×体重（kg）＋289
18～29	18.6×体重（kg）＋347	18.3×体重（kg）＋272
30～49	17.3×体重（kg）＋336	16.8×体重（kg）＋263
50～69	16.7×体重（kg）＋301	16.0×体重（kg）＋247
70以上	16.3×体重（kg）＋268	16.1×体重（kg）＋224

表5-1-2　成長に伴うエネルギー蓄積量（kcal/日）

年齢(歳)	男　性	女　性
1～2	20	15
3～5	10	10
6～7	15	20
8～9	25	30
10～11	40	30
12～14	20	25
15～17	10	10

身体活動レベル

表5-1-3　身体活動レベル（PAL）　　　　　　　　　　（18～64歳）

	低い（Ⅰ）	ふつう（Ⅱ）	高い（Ⅲ）
PAL	1.50 (1.40～1.60)	1.75 (1.60～1.90)	2.00 (1.90～2.20)

※（　　）内はおよその範囲。

（日本人の食事摂取基準（2020年版）より（表5-1-1は除く））

(2)　エネルギー必要量の算出

エネルギー必要量＝基礎代謝量（BEE）×活動係数（AI）×ストレス係数（SI）
（障害係数）

表5-1-4　基礎代謝量の推定式（Harris-Benedictの式）

男　BEE（kcal/日）＝66.47＋13.75×Wt＋5.00×Ht－6.76×A
女　BEE（kcal/日）＝655.10＋9.56×Wt＋1.85×Ht－4.68×A

Wt：体重：現在の体重(kg)　Ht：身長(cm)　A：年齢(歳)

表5-1-5　基礎代謝量基準値(kcal/kg/日)を用いた基礎代謝量

年齢(歳)	男　性	女　性
1～2	61.0×体重（kg）	59.7×体重（kg）
3～5	54.8×体重（kg）	52.2×体重（kg）
6～7	44.3×体重（kg）	41.9×体重（kg）
8～9	40.8×体重（kg）	38.3×体重（kg）
10～11	37.4×体重（kg）	34.8×体重（kg）
12～14	31.0×体重（kg）	29.6×体重（kg）
15～17	27.0×体重（kg）	25.3×体重（kg）
18～29	23.7×体重（kg）	22.1×体重（kg）
30～49	22.5×体重（kg）	21.9×体重（kg）
50～64	21.8×体重（kg）	20.7×体重（kg）
65～74	21.6×体重（kg）	20.7×体重（kg）
75以上	21.5×体重（kg）	20.7×体重（kg）

基礎代謝量

表5-1-6　活動係数とストレス係数

活動因子	活動係数（AI）	障害因子	ストレス係数(SI)
寝たきり（意識低下状態）	1.0	飢餓状態	0.6～0.9
寝たきり（覚醒状態）	1.1	手術（合併症なし）	1.0
ベッド上安静	1.2	小手術	1.2
ベッド外活動あり	1.3～1.4	中等度手術	1.2～1.4
一般職業従事者	1.5～1.7	手術	1.3～1.5
		腸管骨骨折	1.1～1.3
		多発性外傷	1.4
		腹膜炎/敗血症	1.1～1.4
		重症感染症	1.5～1.6
		熱傷	1.2～2.0
		60％熱傷	2.0
		発熱（1℃ごと）	＋0.1

活動係数とストレス係数

（日本静脈経腸栄養学会：医師教育のためのTNTプロジェクトより）

資料5-2　たんぱく質必要量

(1)　代謝亢進レベルにおける概算式

表5-2-1　代謝亢進レベルにおけるたんぱく質必要量

代謝ストレスレベル	たんぱく質必要量（g/kg/日）
正　常（ストレスなし）	0.8～1.0
軽　症	1.0～1.2
中等度	1.2～1.5
高　度	1.5～2.0
褥瘡グレードⅠ～Ⅲ	1.25～1.5
褥瘡グレードⅣ	1.5～2.0

(2)　アルブミン値における概算法

表5-2-2　アルブミン値におけるたんぱく質必要量

ストレス	アルブミン（g/dl）	たんぱく質必要量（g/kg/日）
正　常（ストレスなし）	＞3.5	0.8～1.0
軽　症（内科入院）	2.8～3.5	1.0～1.2
中等度（術後・低栄養）	2.1～2.7	1.2～1.5
高　度（大手術, 敗血症, 軽度熱傷）	＜2.1	1.5～2.0

(3)　窒素比（C/N）を用いた算出法（アミノ酸投与量）

たんぱく質必要量＝6.25×［エネルギー必要量（kcal）］÷C/Nの値

窒素比（C/N）

C/N＝総エネルギー摂取量（kcal）÷窒素含有量（g）
窒素含有量（g）＝たんぱく質含有量（g）×0.16
窒素含有量（g）＝たんぱく質含有量（g）÷6.25

(4)　非たんぱくカロリー/窒素比（non-protein-calorie /N ratio：NPC/N）

NPC/N＝［総エネルギー量－たんぱく質量×4］÷［たんぱく質量÷6.25］
　　　　（kcal/日）　　　　（g/日）　　　　　（g/日）

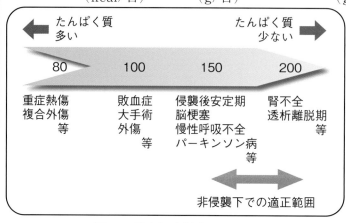

図1　疾病に応じたNPC/N

資料5-3　尿検査関連式

(1)　窒素出納
NB(窒素出納)＝たんぱく質摂取量/6.25－〔24時間尿素窒素(g)＋4〕
(2)　BUNからの推定たんぱく質摂取量の算出式（Maroniの式）
たんぱく質摂取量(g/日)＝〔BUN(mg/dl)×1日尿量(dl)＋31×現体重(kg)〕×0.00625
(4)　24時間蓄尿による1日の食塩摂取量の算出式
1日食塩摂取量(g/日)＝蓄尿中ナトリウム濃度(mEq/l)×蓄尿量(l/日)/17

資料5-4　水分・脂質・炭水化物・ビタミン・微量元素

(1)　水　分
〔(尿量＋不感蒸泄量＋便の水分量)　＝　(水分投与量＋代謝水)〕

表5-4-1　水分投与量

1	30～40ml×現在の体重（kg）	病態およびストレスの程度に応じて増減
2	1.0ml×投与エネルギー量（kcal/日）	エネルギー量が少ない場合注意

(2)　脂　質

表5-4-2　脂質エネルギー比目安

経口栄養	20～30％E（成人）	病態に応じて増減
経腸栄養	20～40％E	病態に応じて増減
静脈栄養	原則：脂肪乳剤	投与速度：0.1g/kg/時以下，1日1.0g/kg以上の投与は避ける

(3)　炭水化物（糖質）

表5-4-3　炭水化物（糖質）エネルギー比目安/日

経口栄養	50～60％E	最低必要量100～150g/日
経腸栄養 静脈栄養	50～60％E	病態に応じて増減 静脈栄養：グルコースとして5mg/kg/分以下（侵襲時は4mg/kg/分以下）の速度で投与

(4)　ビタミン・微量元素

表5-4-4　ビタミン・微量元素

経口栄養	日本人の食事摂取基準および各学会ガイドラインに準じる
経腸栄養	日本人の食事摂取基準による1日推奨量を基に病態による変化を考慮して算出
静脈栄養	TPN施行時：1日推奨量の総合ビタミン剤および微量元素製剤を投与 PPN施行時：病態によってはビタミンB$_1$が欠乏する可能性があるので投与

資料

≪引用文献≫
・中村丁次：『管理栄養士・栄養士としての倫理と評価』，栄養日本　53（5）p.7（2010）
・中村博志，田花利男：『重症心身障害児の栄養管理マニュアル』，日本小児医事出版社，p.32（1996）
・宮澤靖，近森正幸ほか：『Knee-Height 法の方法と問題点』，臨床栄養　107（4）　p.412（2005）
・杉山みち子：『栄養アセスメントの実施（身体計測の手技)』，医科学出版社，pp.7，8，10，11（2004）
・渡邉早苗，寺本房子，松崎政三編著：『四訂 臨床栄養管理』，建帛社（2020）
・日本糖尿病学会：『糖尿病診療ガイドライン』，南江堂（2019）
・（公社）日本栄養士会監訳：『国際標準化のための栄養ケアプロセス用語マニュアル』第一出版（2012）
・小松龍史：『栄養ケアプロセスの活用に向けて』日本栄養士会雑誌　59（4）pp.15-18（2016）
・片桐義範：『栄養診断の考え方』日本栄養士会雑誌　59（4）pp.15-18（2016）
・栄養管理プロセス研究会監修：『改訂新版 栄養管理プロセス』第一出版（2022）
・山本貴博：『栄養診断を取り入れたSOAPの書き方』日本栄養士会雑誌　59（6）pp.12-15（2016）
・大越ひろ：『テクスチャー調整食品』臨床栄養　105（2）pp.178-185（2004）
・（特非）日本栄養改善学会第二次管理栄養士養成課程における教育のあり方に関する検討会：『管理栄養士養成課程における専門基礎分野・専門分野の実験・実習・演習について（検討会報告）』（2013）
・日本摂食嚥下リハビリテーション学会嚥下調整食委員会：『日本摂食嚥下リハビリテーション学会嚥下調整食分類2021』日摂食嚥下リハ学会誌　25（2）pp.135-149（2021）
・日本静脈経腸栄養学会編：『静脈経腸栄養ガイドライン 第3版』，照林社（2013）
・日本動脈硬化学会：『動脈硬化性疾患予防ガイドライン 2022年版』，日本動脈硬化学会（2022）
・日本老年医学会「高齢者の生活習慣病管理ガイドライン」作成ワーキング：『高齢者高血圧治療ガイドライン2017』日本老年医学会雑誌，p.32（2017）
・位田忍，西本裕紀子編：『はじめてとりくむ小児の栄養ケア　病態別栄養指導ケースブック』，医歯薬出版，p.277（2020）
・厚生労働省：『令和3年度介護報酬改定について』；別紙様式5－1（栄養スクリーニング・アセスメント・モニタリング（通所・居宅）（様式例)），別紙様式5－2（栄養ケア計画書（通所・居宅）（様式例)）（2021）
・（公社）日本栄養士会：『管理栄養士・栄養士倫理綱領』（2014年改訂）
・（公社）日本栄養士会：『地域における訪問栄養食事指導ガイド　管理栄養士によるコミュニティワーク』（2015）
・厚生労働科学研究費補助金 難治性疾患政策研究事業：『潰瘍性大腸炎・クローン病　診断基準・治療指針』令和4年度分担研究報告書（2023）
・厚生労働省：『令和4年度診療報酬改定』（2022）

≪参考文献≫
・杉山みち子：『栄養アセスメントの実施（身体計測の手技)』，医科学出版社（2004）
・細谷憲政，岡田正ほか：『日本人の新身体計測基準値（JARD2001)』，栄養と治療増刊号（2002）
・宮澤靖，近森正幸ほか：『Knee-Height 法の方法と問題点』　臨床栄養　107（4）（2005）
・塚原丘美編：『臨床栄養管理実習 第2版』，講談社サイエンティフィック（2017）
・渡邉早苗，寺本房子ほか：『高齢期の疾患と栄養食事療法』，建帛社（2009）
・髙﨑美幸，鎌田由香ほか：『すぐに使える栄養管理事例50』，日本医療企画（2009）
・伊藤美智子編：『ストーマケア』，学研（2003）
・高屋通子，高橋のり子：『人工肛門・人工膀胱の知識』，学研（2008）
・中村丁次，松崎政三，宮本佳代子：『改訂3版 すぐに役立つ 栄養指導マニュアル』，日本医療企画（2011）
・松崎政三，福井富穂，田中明編著：『三訂 臨床栄養管理ポケット辞典』，建帛社（2017）
・厚生労働省：『日本人の食事摂取基準（2020年版)』（2019）
・奈良信雄：『図表でわかる臨床症状・検査異常値のメカニズム 第2版』，第一出版（2014）
・奈良信雄：『看護・栄養指導のための臨床検査ハンドブック 第5版』，医歯薬出版（2014）
・渡邉早苗，寺本房子，松崎政三編著：『四訂 臨床栄養管理』，建帛社（2020）
・中村丁次，松崎政三，川島由起子，高岸和子：『絵で見て使える栄養指導教材集 改訂3版』，日本医療企画（2011）

・奈良信雄：『栄養アセスメントに役立つ臨床検査値の読み方考え方ケーススタディ　第2版』，医歯薬出版（2014）
・（特非）日本栄養改善学会第二次管理栄養士養成課程における教育のあり方に関する検討会：『管理栄養士養成課程における専門基礎分野・専門分野の実験・実習・演習について（検討会報告）』（2013）
・吉田貞夫：『Nursing Mook65 見てわかる　静脈栄養・PEGから経口摂取へ』，学研（2011）
・角田直枝：『Nursing Mook60 在宅看護技術マスター Q＆A 実践できる皮膚ケア・栄養ケアマネジメント・呼吸ケア』，学研（2010）
・岡田晋吾，三鬼達人編：『PEGからNGチューブまでできる！半固形化栄養法ガイドブック』，メディカ出版（2012）
・小川滋彦：『フローチャートでわかるPEG胃ろうトラブル解決ガイド』，照林社（2008）
・望月弘彦企画・構成：『これからの栄養管理を考える経管栄養の知識とトラブル対策』，臨牀看護38（4）（2012）
・厚生労働省：『介護職員等によるたんの吸引等（特定の者対象）の研修テキスト』（2011）
・日本糖尿病学会：『糖尿病診療ガイドライン』，南江堂（2019）
・日本消化器病学会・日本肝臓学会：『肝硬変診療ガイドライン2020（改訂第3版）』，南江堂（2020）
・日本静脈経腸栄養学会編：『静脈経腸栄養ガイドライン　第3版』，照林社（2013）
・日本腎臓学会編：『エビデンスに基づくCKD診療ガイドライン2023』，東京医学社（2023）
・日本摂食嚥下リハビリテーション学会嚥下調整食委員会：『日本摂食嚥下リハビリテーション学会嚥下調整食分類2021』日摂食嚥下リハ学会誌　25（2）pp.135-149（2021）
・厚生労働省医政局チーム医療推進方策検討ワーキンググループ：『チーム医療推進のための基本的な考え方と実践的事例集』（2011）
・厚生労働省チーム医療推進方策検討ワーキンググループ『第13回チーム医療推進方策検討ワーキンググループ配布資料』（2013）
・鈴木富雄，阿部恵子編：『よくわかる医療面接と模擬患者』，名古屋大学出版部（2011）
・佐藤香苗，山部秀子，川上貴代ほか：『管理栄養士養成課程の「栄養教育演習」における客観的臨床能力試験導入の試み』，高等教育ジャーナル―高等教育と生涯学習―18（2011）
・高知県地域医療提供モデル事業ワーキンググループ『高知　咀嚼・嚥下困難な人の食形態区分の分類　解説と報告』（2012）
・（公社）日本栄養士会監訳：『国際標準化のための栄養ケアプロセス用語マニュアル』，第一出版（2012）
・太田秀樹（調査責任者）：『平成24年度老人保健健康増進等事業　在宅療養患者の摂食状況・栄養状態の把握に関する調査研究報告書』，国立長寿医療研究センター(2013)
・厚生労働省：『介護予防マニュアル改訂版』，介護予防マニュアル改訂委員会（2012）
・小松龍史：『栄養ケアプロセスの活用に向けて』日本栄養士会雑誌　59（4）pp.15-18（2016）
・片桐義範：『栄養診断の考え方』日本栄養士会雑誌　59（4）pp.15-18（2016）
・山本貴博：『栄養診断を取り入れたSOAPの書き方』日本栄養士会雑誌　59（6）pp.12-15（2016）
・栄養管理プロセス研究会監修：『改訂新版 栄養管理プロセス』第一出版（2022）
・藤谷朝実，堤ちはる，杉山みち子，小山秀夫編：『子どもの「食べる楽しみ」を支援する－特別な配慮を必要とする子どもの栄養ケア・マネジメントのために－』，建帛社（2018）
・藤谷順子，小城明子編：『摂食嚥下障害の栄養食事指導マニュアル　嚥下調整食　学会分類2013に基づくコード別解説』，医歯薬出版（2019）
・日本在宅栄養管理学会監修：『訪問栄養食事指導実践テキストブック』，メディア・ケアプラス（2021）
・上島順子，江頭文江，園井みか，本川佳子編：『摂食嚥下リハビリテーション栄養専門管理栄養士のための摂食嚥下障害者の栄養アセスメント実践マニュアル』，医歯薬出版（2021）
・（特非）日本栄養改善学会：『令和元年度管理栄養士専門分野別人材育成事業「教育養成領域での人材育成」報告書および活用支援ガイド』（2020）
・日本褥瘡学会：『褥瘡予防・管理ガイドライン第5版』，照林社（2022）
・真田弘美・宮地良樹監訳：『褥瘡の予防と治療:クイックリファレンスガイド（日本語版）』，メンリッケヘルスケア（2014）
・日本小児アレルギー学会：『食物アレルギー診療ガイドライン2021』，協和企画（2021）
・「食物アレルギーの診療の手引き2020」検討委員会：『食物アレルギーの診療の手引き2020』，食物アレルギー研究会（2020）
・厚生労働科学研究班：『食物アレルギーの栄養食事指導の手引き2022』（2022）

〔編著者〕

中村富予　龍谷大学農学部 教授

植田福裕　羽衣国際大学人間生活学部 教授

〔著　者〕（五十音順）

石澤美保子　奈良県立医科大学医学部 教授

井尻吉信　大阪樟蔭女子大学健康栄養学部 教授

伊藤美穂子　名古屋女子大学健康科学部 助教

鎌田由香　宮城学院女子大学生活科学部 准教授

竹山育子　相愛大学人間発達学部 教授

中西直子　滋賀医科大学医学部附属病院 栄養治療部 副部長

藤村真依　医療法人悠明会 在宅医療センター悠

房晴美　羽衣国際大学 非常勤講師

矢野真友美　龍谷大学農学部 講師

〔事例協力〕（五十音順）

今村博司　市立豊中病院 医務局長

上田耕平　枚方公済病院

楠隆　龍谷大学農学部 教授（滋賀県立小児保健医療センター）

〔写真・資料提供〕

国立大学法人滋賀医科大学

社会福祉法人敬和福祉会島津之荘 摂食嚥下口腔衛生委員会

〔アドバイザー〕

宮本賢一　龍谷大学農学部 教授

三訂 臨床栄養学実習
—フローチャートで学ぶ臨床栄養管理—

2011年（平成23年） 4 月25日	初版発行〜第 2 刷	
2014年（平成26年） 4 月10日	改訂版発行〜第 2 刷	
2016年（平成28年） 9 月15日	改訂第 2 版発行〜第 5 刷	
2022年（令和 4 年）11月15日	三訂版発行	
2023年（令和 5 年） 9 月15日	三訂版第 2 刷発行	

編著者　中村富予
　　　　植田福裕

発行者　筑紫和男

発行所　株式会社 建帛社 KENPAKUSHA

〒112-0011　東京都文京区千石 4 丁目 2 番15号
TEL（03）3944 - 2611
FAX（03）3946 - 4377
https://www.kenpakusha.co.jp/

ISBN 978-4-7679-0735-2　C3047　　　　明祥／常川製本
©中村富予・植田福裕ほか，2022.　　　Printed in Japan

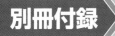

三訂 臨床栄養学実習 記録用紙

—フローチャートで学ぶ臨床栄養管理—

学部　　　　　　　　　　　　　学科

学籍番号　　　　　　　　　氏　名

目　　　次

＊記録用紙は，複数回使用するものもあります。
必ずコピーをとって使用してください。

守 秘 義 務 誓 約 書

年　　　月　　　日

_____大学

_____様

　わたくしは，臨床栄養学実習を履修するにあたり，実習上知り得た個人の秘密に関する事項

については，実習期間中及び実習後においても決して他に漏らさないことを誓います。

住所 _____

　　　_____

氏名 _____　印

SGA シート

学籍番号 _____ 氏名 _____

A．病歴
  1．体重変化
    過去 6 か月間における体重減少：_____kg （減少率％）_____％
    過去 2 週間における変化：_____（増加）_____（無変化）_____（減少）

  2．食物摂取における変化（平常時との変化）
    無変化
    変化：（期間）_____（週）
    タイプ：（不十分な固形食）_____ （完全液体食）_____ （低カロリー液体食）_____
      （絶食）_____

  3．消化器症状（2 週間の持続）
    なし_____ 悪心_____ 嘔吐_____ 下痢_____ 食欲不振_____

  4．機能性
    機能不全なし
    機能不全：（期間）_____（週）
    タイプ：制限のある労働_____ 歩行可能_____ 寝たきり_____

  5．疾患，疾患と栄養必要量の関係
    初期診断：
    代謝亢進に伴う必要量／ストレス：なし_____ 軽度_____ 中等度_____ 高度_____

B．身体（スコアで表示すること：0 ＝正常；1 ＋＝軽度；2 ＋＝中等度；3 ＋＝高度）
    皮下脂肪の喪失（三頭筋，胸部）_____
    筋肉喪失（四頭筋，三角筋）_____
    踝部浮腫_____ 仙骨浮腫_____ 腹水_____

C．主観的包括的評価
    栄養状態良好　　A
    中等度栄養障害　B
    高度栄養障害　　C

MNA シート

簡易栄養状態評価表
Mini Nutritional Assessment-Short Form
MNA®

**Nestlé
NutritionInstitute**

氏名:

性別: 　　　年齢: 　　　体重: 　　　kg 身長: 　　　cm 調査日:

下の□欄に適切な数値を記入し、それらを加算してスクリーニング値を算出する。

スクリーニング

A 過去 3 ヶ月間で食欲不振、消化器系の問題、そしゃく・嚥下困難などで食事量が減少しましたか?

　0 = 著しい食事量の減少
　1 = 中等度の食事量の減少
　2 = 食事量の減少なし

B 過去 3 ヶ月間で体重の減少がありましたか?

　0 = 3 kg 以上の減少
　1 = わからない
　2 = 1〜3 kg の減少
　3 = 体重減少なし

C 自力で歩けますか?

　0 = 寝たきりまたは車椅子を常時使用
　1 = ベッドや車椅子を離れられるが、歩いて外出はできない
　2 = 自由に歩いて外出できる

D 過去 3 ヶ月間で精神的ストレスや急性疾患を経験しましたか?

　0 = はい　　　　2 = いいえ

E 神経・精神的問題の有無

　0 = 強度認知症またはうつ状態
　1 = 中程度の認知症
　2 = 精神的問題なし

F1 BMI (kg/m²): 体重(kg)÷身長(m)²

　0 = BMI が 19 未満
　1 = BMI が 19 以上、21 未満
　2 = BMI が 21 以上、23 未満
　3 = BMI が 23 以上

**BMI が測定できない方は、F1 の代わりに F2 に回答してください。
BMI が測定できる方は、F1 のみに回答し、F2 には記入しないでください。**

F2 ふくらはぎの周囲長(cm): CC

　0 = 31cm未満
　3 = 31cm以上

スクリーニング値
(最大 : 14ポイント)

12-14 ポイント:　　　栄養状態良好
8-11 ポイント:　　　低栄養のおそれあり (At risk)
0-7 ポイント:　　　低栄養

Ref.　　Vellas B, Villars H, Abellan G, et al. *Overview of the MNA® - Its History and Challenges.* J Nutr Health Aging 2006;10:456-465.

Rubenstein LZ, Harker JO, Salva A, Guigoz Y, Vellas B. *Screening for Undernutrition in Geriatric Practice: Developing the Short-Form Mini Nutritional Assessment (MNA-SF).* J. Geront 2001;56A: M366-377.

Guigoz Y. *The Mini-Nutritional Assessment (MNA®) Review of the Literature - What does it tell us?* J Nutr Health Aging 2006; 10:466-487.

Kaiser MJ, Bauer JM, Ramsch C, et al. *Validation of the Mini Nutritional Assessment Short-Form (MNA®-SF): A practical tool for identification of nutritional status.* J Nutr Health Aging 2009; 13:782-788.

® Société des Produits Nestlé, S.A., Vevey, Switzerland, Trademark Owners

© Nestlé, 1994, Revision 2009. N67200 12/99 10M

さらに詳しい情報をお知りになりたい方は、**www.mna-elderly.com** にアクセスしてください。

栄 養 指 標 算 出 表

学籍番号 _____ 氏名 _____

身長 : _____ cm

体重 : _____ kg

$$BMI = \frac{体重（kg）}{身長（m）^2} = $$

BMI	<18.5	18.5≦～<25	25≦～<30	30≦～<35	35≦～<40	40≦
	低体重	普通体重	肥満（1度）	肥満（2度）	肥満（3度）	肥満（4度）

理想体重 ＝身長（m）^{2}×22 ＝

通常時体重に対する体重比（%UBW）
（percentages of usual body weight）
　　　　＝（実測体重/通常時体重）×100 ＝

体重減少（LBW）
（loss of body weight）
　　　　＝（通常時体重−実測体重）＝

体重減少率（%LBW）
（percentages of loss of body weight）
　　　　＝（体重減少/通常時体重）×100 ＝

理想体重比（%IBW）
（percentages of ideal of body weight）
　　　　＝実測体重（kg）/理想体重（kg）×100 ＝

膝高の計測値を利用した推定身長
　男性推定身長(cm) 　64.19+（KH×2.02）−（年齢×0.04）＝
　女性推定身長(cm) 　84.88+（KH×1.83）−（年齢×0.24）＝

膝高の計測値を利用した推定体重
　男性推定体重（kg）
　（0.98×CC）+（1.16×KH）+（1.73×AC）+（0.37×SSF）−81.69 ＝
　女性推定体重（kg）
　（1.27×CC）+（0.87×KH）+（0.98×AC）+（0.4×SSF）−62.35 ＝

（下腿周囲長：CC，膝高：KH，上腕周囲長：AC，肩甲骨下部皮下脂肪厚：SSF）

身 体 計 測 記 録 表

年　　　月　　　日

学籍番号　　　　　　氏名

	測定項目		目盛	1回目	2回目	平　均
1	身長（HT）	立位	0.1			cm
		仰臥位				cm
		三分割法				cm
		石原法				cm
	膝高（KH）	仰臥位	0.1			cm
2	体重（BW）	立位	0.1			kg
3	ウエストヒップ比	ウエスト	0.1			cm
		ヒップ	0.1			cm
4	上腕周囲長（AC）	仰臥位	0.1			cm
5	上腕三頭筋部皮下脂肪厚（TSF）	側臥位	0.2			mm
6	肩甲骨下部皮下脂肪厚（SSF）	座位	0.2			mm
		側臥位	0.2			mm
7	下腿周囲長（CC）	仰臥位	0.1			cm
＊	体脂肪	体脂肪率				％
		体脂肪量				kg

栄養パラメータの算出

栄養指標	計　算	算出値	評　価
推定身長		cm	
推定体重		kg	
体重減少率（％）		％	
BMI（kg/m^2）		kg/m^2	
IBW（kg）		kg	
％UBW（％）		％	
％IBW（％）		％	
W／H比			
上腕筋囲（AMC）		cm	
上腕筋面積（AMA）		cm^2	
％AC（％）		％	
％TSF（％）		％	
％AMC（％）		％	
％AMA（％）		％	

喫食量調査用紙

年　　　月　　　日

学籍番号　　　　　　　氏名

エネルギーコントロール食栄養素等量

栄養素等量	ご飯	サバの味噌煮	赤コンニャクの煮物	キャベツの酢物	副食合計	合計
エネルギー(kcal)	312	307	23	32	362	674
たんぱく質(g)	4.0	15.8	0.5	0.7	17.0	21.0
脂質(g)	0.4	21.7	0.0	0.6	22.3	22.7
炭水化物(g)	76.2	9.4	3.8	4.8	18.0	94.2
食塩相当量(g)	0.0	1.0	0.8	0.2	2.0	2.0
食物繊維(g)	3.0	0.1	1.4	1.3	2.8	5.8
鉄(mg)	0.2	1.1	46.9	0.3	48.3	48.5

分類別喫食率

栄養素等量	食事全体	主食・副食別		料理ごと（ご飯・サバの味噌煮・煮物・酢物）			
		主食	副食	ご飯	煮魚	煮物	酢物
喫食率(グループ)							
喫食率(解答例)							
エネルギー(kcal)							
たんぱく質(g)							
脂質(g)							
炭水化物(g)							
食塩相当量(g)							
食物繊維(g)							
鉄(mg)							
【考察】							

喫食率把握の演習

分類	個人		グループ		解答例	
	主食	副食	主食	副食	主食	副食
①普通食1						
②一口大						
③普通食2						
④粥ペースト・ミキサー1						
⑤粥ペースト・ミキサー2						
⑥全粥・一口大1						
⑦普通食3(主食:麺)						
⑧全粥・極刻み						
⑨普通食4(主食:麺)						
⑩極刻み(主食:麺)						
⑪全粥・一口大2						
⑫栄養ゼリー付						
【考察】						

経腸栄養剤試飲評価表

年　　月　　日

学籍番号　　　　　　　氏名

商品名	区　分	エネルギー	たんぱく質	味, 色, 香り, 飲みやすさ, 舌触り, 容器の工夫等
（例） ○○リキッド	半消化態栄養剤	1 kcal／1 m*l* 1 パック200m*l* 当たり200kcal	3.3 g／100kcal	甘味が強く, 濃厚で飲みにくかった。

経腸栄養剤試飲評価表

栄 養 管 理 計 画 書

計画作成日　　年　　月　　日

フリガナ

氏名　　　　　　　　　殿　（男・女）

明・大・昭・平・令　年　月　日生（　歳）

入院日：

病　棟

担当医師名

担当管理栄養士名

入院時栄養状態に関するリスク

栄養状態の評価と課題

栄養管理計画

目標

栄養補給に関する事項	
栄養補給量 ・エネルギー　　　　kcal ・たんぱく質　　　g ・水分　　　　　　・ ・　　　　　　　　・	栄養補給方法　□経口　□経腸栄養　□静脈栄養
	嚥下調整食の必要性 　□なし　□あり（学会分類コード：　　　　）
	食事内容
	留意事項

栄養食事相談に関する事項
入院時栄養食事指導の必要性　□なし　□あり（内容　　　　　　実施予定日：　　月　　日） 　栄養食事相談の必要性　□なし　□あり（内容　　　　　　実施予定日：　　月　　日） 　退院時の指導の必要性　□なし　□あり（内容　　　　　　実施予定日：　　月　　日） 備考

その他栄養管理上解決すべき課題に関する事項

栄養状態の再評価の時期　　　　　　　　実施予定日：　　月　　日

退院時および終了時の総合的評価

栄 養 必 要 量 算 出 表

年　　月　　日

学籍番号　　　　　　氏名

身　長		cm	身体活動レベル（PAL）	
体　重		kg	活動係数（AI）	
年　齢		歳	ストレス係数（SI）	

基礎代謝量（BEE）

算出方法		計　算	算出値
①	HB式		
②	基礎代謝基準値		
③	間接熱量測定		

エネルギー必要量

算出方法		計　算	算出値
①	BEE×PAL		
②	BEE×AI×SI		
③	体重当たり25〜30kcal		

たんぱく質

算出方法		計　算	算出値
①	代謝亢進レベル		
②	アルブミン値		
③	C/Nを用いた算出法		
④	熱量/窒素比（NPC/N）		

水　分

算出方法		計　算	算出値
①	30〜40ml×体重		
②	1ml×総エネルギー量		

脂　質

算出方法		基　準	算出値
①	経腸・経口栄養法		
②	静脈栄養法		

炭水化物

算出方法		基　準	算出値
①	経腸栄養法		
②	静脈栄養法		

病 棟 訪 問 用 紙

学籍番号　　　　　　　氏名

病棟訪問へ行く前に確認しよう！
□患者に，挨拶，名前と病棟訪問目的を告げる。
□患者に，本人および体調の確認を行う。
□目線，言葉遣いと服装に注意を払う。
□患者に威圧感を与えないために，同じ目線の高さで面接は行う。
□面接時間は必要最小限にする。
□患者の訴えや面接中の会話から情報収集を図り問題を抽出する。
□言葉の明瞭化と繰り返しにより正確化を図る。
□患者への栄養食事指導，栄養素等摂取量の把握には，メディア等を活用し具体的に行う。
□病室退出時には，挨拶と治療計画の確認を行う。

必要に応じて行う身体計測項目
・
・

聞くべきことチェックリスト
・
・
・
・
・

病棟訪問メモ

栄養管理（食事指導）報告書（例題検討表）

病棟訪問後，主観的情報（S），客観的情報（O）を抽出し，
アセスメント（A）し，栄養診断を確定し，栄養介入計画（P）を作成しよう。

学籍番号　　　　　　　氏名

栄養診断	
S	＊栄養に限局した栄養診断を行うための根拠となる主観的データ
O	＊栄養に限局した栄養診断を行うための根拠となる客観的データ 【食物／栄養関連の履歴】 エネルギー・栄養素摂取量 エネルギー　　　たんぱく質　　　脂質　　　炭水化物　　　食塩　　　食物繊維 ＿＿＿＿＿kcal　＿＿＿＿＿g　＿＿＿g　＿＿＿＿g　＿＿＿g　＿＿＿g 【身体計測】 【生化学データ，医学検査】 【栄養に焦点をあてた身体所見】 【個人履歴】
A	SとOによる評価 栄養診断の根拠（PES）
P	Mx） Rx） Ex）

栄養管理（食事指導）報告書（SOAP用紙）

学籍番号　　　　　　　氏名

氏名	カルテID	栄養指導No

病棟訪問日　　　年　　月　　日

栄養診断

S	
O	
A	
P	
	担当管理栄養士

（別紙様式5）

栄養治療実施計画 兼 栄養治療実施報告書

患者氏名		患者ID		性：男・女	年齢　　　歳		入院日	年　月　日
病棟		主治医		NST患者担当者			初回回診日	年　月　日

NST回診 実施者名	医師		看護師		薬剤師		管理栄養士	
NST回診 実施者名	歯科医師 歯科衛生士		臨床検査技師		PT・OT・ST MSWほか		NST専従者 氏名	

現疾患		褥瘡	なし あり（　　　）	嚥下障害	なし あり（　　　）	前回回診日	年　月　日
その他の 合併疾患※1		感染症	なし あり（　　　）	社会的問題点	なし あり（　　　）	回診日	年　月　日

身長	cm	現体重	浮腫 有□ 無□ kg	BMI：	標準体重 （BMI=22）　　　kg	通常時体重	kg

栄養評価	主観的栄養評価 良・普通・悪	アルブミン （g/dL） 検査日　月　日	リンパ球数 （　/mm³） 検査日　月　日	ヘモグロビン （g/dL） 検査日　月　日	中性脂肪 （mg/dL） 検査日　月　日	トランスサイレチン (TTR:プレアルブミン) （mg/dL） 検査日　月　日	検査日　月　日	総合評価 （栄養障害の程度） 良・軽度・中等度・高度
前回との比較	改善・不変・増悪	改善・不変・増悪	改善・不変・増悪	改善・不変・増悪	改善・不変・増悪	改善・不変・増悪	改善・不変・増悪	改善・不変・増悪

栄養管理法

経口栄養	□ 普通食　　　□ 該当無し □ 咀嚼困難食 □ 嚥下障害食 学会分類コード（　） □ 濃厚流動食・経腸栄養剤	経腸栄養※2	□ 該当無し □ 経鼻（　　　） □ 胃瘻（　　　） □ 腸瘻（　　　）	経静脈栄養	□ 末梢静脈栄養　　　□ 該当無し □ 中心静脈栄養 （鎖骨下・ソケイ部・PICC・リザーバー）

栄養投与法の推移（前回との比較） （例：経腸栄養 → 経口栄養、経口栄養 → 中心静脈栄養）	□無 （　　　　　）→（　　　　　）

投与組成・投与量（該当無しの場合□にチェックを入れること）

	水分量 （ml/日）	エネルギー （kcal/日）	たんぱく質・ア ミノ酸（g/日）					
前回栄養管理 プラン※3	□無	□無	□無	□無	□無	□無	□無	□無
実投与量	□無	□無	□無	□無	□無	□無	□無	□無
投与バランス ※4	□無	□無	□無	□無	□無	□無	□無	□無
新規栄養管理 プラン								
栄養管理上の 注意点・特徴 ※5								

活動状況・評価

他チームとの 連携状況	嚥下障害チーム （あり　なし）	褥瘡対策チーム （あり　なし）	感染対策チーム （あり　なし）	緩和ケアチーム （あり　なし）	その他のチーム （　　チーム）

治療法の 総合評価※6 【　】 ①改善 ②不変 ③増悪	【評価項目】※7 1. 身体的栄養評価：　改善度　5・4・3・2・1（改善項目：　　　） 2. 血液学的栄養評価：改善度　5・4・3・2・1（改善項目：　　　） 3. 摂食・嚥下状態：　改善度　5・4・3・2・1 4. 褥瘡：　　　　　　改善度　5・4・3・2・1 5. 感染・免疫力：　　改善度　5・4・3・2・1 6. 7.	コメント※8【入院中・転院・退院】：

※1：褥瘡・嚥下障害・感染症以外で、栄養管理に際して重要と思われる疾患を優先的に記載すること。

※2：投与速度と形状（半固形化の有無など）を含めて記載すること。

※3：初回時には記載を要しない。

※4：必要に応じ患者及び家族等に確認し、提供している食事・薬剤のみではなく、間食等の状況を把握した上で、体内へ入った栄養量を記載するよう努めること。

※5：栄養管理の上で特に注意を要する点や特徴的な点を記載すること。

※6：栄養療法による効果判定を総合的に行うこと。【　】内には、①～③のいずれかを記載すること。

※7：評価項目中変化があった項目を選択し、程度を「5：極めて改善」「4：改善」「3：不変」「2：やや悪化」「1：悪化」の5段階で記載すること。また、改善項目の詳細も記載すること。なお、必要に応じて項目を追加しても構わない。

※8：治療評価時の状況として「入院中」「転院」「退院」のうちいずれか一つを選択し、栄養治療の効果についての補足事項や詳細を記載すること。特に、「転院」又は「退院」の場合にあっては、患者及び家族に対して今後の栄養管理の留意点等（在宅での献立を含む。）について丁寧な説明を記載するとともに、転院先又は退院先で当該患者の栄養管理を担当する医師等に対し、治療継続の観点から情報提供すべき事項について記載すること。

栄養スクリーニング・アセスメント・モニタリングシート（通所・居宅）（様式例）

学籍番号　　　　　　　氏名

フリガナ		性別	□男 □女	生年月日	年　月　日生まれ	年齢		歳
氏　名		要介護度		病名・特記事項等		記入者名		
						作成年月日		年　月　日
利用者家族の意向			食事の準備状況（買い物，食事の支度，地域特性等）			家族構成とキーパーソン（支援者）	本人-	

（以下は，入所（入院）者個々の状態に応じて作成。）

実施日（記入者名）		年　月　日（　）	年　月　日（　）	年　月　日（　）	年　月　日（　）
プロセス		★プルダウン[1]	★プルダウン[1]	★プルダウン[1]	★プルダウン[1]
低栄養状態のリスクレベル		□低 □中 □高	□低 □中 □高	□低 □中 □高	□低 □中 □高
低栄養状態のリスク（状況）	身長	cm	cm	cm	cm
	体重 ／ BMI	kg ／ kg/㎡	kg ／ kg/㎡	kg ／ kg/㎡	kg ／ kg/㎡
	3%以上の体重減少率 kg／1ヶ月	□無 □有(kg/ ヶ月)	□無 □有(kg/ ヶ月)	□無 □有(kg/ ヶ月)	□無 □有(kg/ ヶ月)
	3%以上の体重減少率 kg／3ヶ月	□無 □有(kg/ ヶ月)	□無 □有(kg/ ヶ月)	□無 □有(kg/ ヶ月)	□無 □有(kg/ ヶ月)
	3%以上の体重減少率 kg／6ヶ月	□無 □有(kg/ ヶ月)	□無 □有(kg/ ヶ月)	□無 □有(kg/ ヶ月)	□無 □有(kg/ ヶ月)
	血清アルブミン値	□無 □有(g/dl)	□無 □有(g/dl)	□無 □有(g/dl)	□無 □有(g/dl)
	褥瘡	□無 □有	□無 □有	□無 □有	□無 □有
	栄養補給法	□経口のみ □一部経口	□経口のみ □一部経口	□経口のみ □一部経口	□経口のみ □一部経口
		□経腸栄養法 □静脈栄養法	□経腸栄養法 □静脈栄養法	□経腸栄養法 □静脈栄養法	□経腸栄養法 □静脈栄養法
	その他				
食生活状況等	栄養補給の状態 食事摂取量（割合）	％	％	％	％
	主食の摂取量（割合）	主食 ％	主食 ％	主食 ％	主食 ％
	主菜，副菜の摂取量（割合）	主菜 ％ 副菜 ％	主菜 ％ 副菜 ％	主菜 ％ 副菜 ％	主菜 ％ 副菜 ％
	その他（補助食品など）				
	摂取栄養量：エネルギー・たんぱく質（現体重当たり）	kcal(kcal/kg) g (g/kg)	kcal(kcal/kg) g (g/kg)	kcal(kcal/kg) g (g/kg)	kcal(kcal/kg) g (g/kg)
	提供栄養量：エネルギー・たんぱく質（現体重当たり）	kcal(kcal/kg) g (g/kg)	kcal(kcal/kg) g (g/kg)	kcal(kcal/kg) g (g/kg)	kcal(kcal/kg) g (g/kg)
	必要栄養量：エネルギー・たんぱく質（現体重当たり）	kcal(kcal/kg) g (g/kg)	kcal(kcal/kg) g (g/kg)	kcal(kcal/kg) g (g/kg)	kcal(kcal/kg) g (g/kg)
	嚥下調整食の必要性	□無 □有	□無 □有	□無 □有	□無 □有
	食事の形態（コード）	（コード：★プルダウン[2] ）	（コード：★プルダウン[2] ）	（コード：★プルダウン[2] ）	（コード：★プルダウン[2] ）
	とろみ	□薄い □中間 □濃い	□薄い □中間 □濃い	□薄い □中間 □濃い	□薄い □中間 □濃い
	食事の留意事項の有無（療養食の指示，食事形態嗜好，薬剤影響食品，アレルギーなど）	□無 □有 ( )	□無 □有 ( )	□無 □有 ( )	□無 □有 ( )
	本人の意欲	★プルダウン[3]	★プルダウン[3]	★プルダウン[3]	★プルダウン[3]
	食欲・食事の満足感	★プルダウン[4]	★プルダウン[4]	★プルダウン[4]	★プルダウン[4]
	食事に対する意識	★プルダウン[4]	★プルダウン[4]	★プルダウン[4]	★プルダウン[4]
多職種による栄養ケアの課題（低栄養関連問題）	口腔関係 口腔関係	□口腔衛生 □摂食・嚥下	□口腔衛生 □摂食・嚥下	□口腔衛生 □摂食・嚥下	□口腔衛生 □摂食・嚥下
	安定した正しい姿勢が自分で取れない	□	□	□	□
	食事に集中することができない	□	□	□	□
	食事中に傾眠や意識混濁がある	□	□	□	□
	歯（義歯）のない状態で食事をしている	□	□	□	□
	食べ物を口腔内に溜め込む	□	□	□	□
	固形の食べ物を咀しゃく中にむせる	□	□	□	□
	食後，頬の内側や口腔内に残渣がある	□	□	□	□
	水分でむせる	□	□	□	□
	食事中，食後に咳をすることがある	□	□	□	□
	その他・気が付いた点				
	その他 褥瘡・生活機能関係 消化器官関係 水分関係 代謝関係 心理・精神・認知症関係 医薬品	□褥瘡（再掲） □生活機能低下 □嘔気・嘔吐 □下痢 □便秘 □浮腫 □脱水 □感染 □発熱 □閉じこもり □うつ □認知症 □薬の影響	□褥瘡（再掲） □生活機能低下 □嘔気・嘔吐 □下痢 □便秘 □浮腫 □脱水 □感染 □発熱 □閉じこもり □うつ □認知症 □薬の影響	□褥瘡（再掲） □生活機能低下 □嘔気・嘔吐 □下痢 □便秘 □浮腫 □脱水 □感染 □発熱 □閉じこもり □うつ □認知症 □薬の影響	□褥瘡（再掲） □生活機能低下 □嘔気・嘔吐 □下痢 □便秘 □浮腫 □脱水 □感染 □発熱 □閉じこもり □うつ □認知症 □薬の影響
特記事項					
総合評価		□改善 □改善傾向 □維持 □改善が認められない	□改善 □改善傾向 □維持 □改善が認められない	□改善 □改善傾向 □維持 □改善が認められない	□改善 □改善傾向 □維持 □改善が認められない
サービス継続の必要性 注）栄養改善加算算定の場合		□無 □有	□無 □有	□無 □有	□無 □有

★プルダウン¹　　スクリーニング／アセスメント／モニタリング
★プルダウン²　　常食及び日本摂食嚥下リハビリテーション学会の嚥下調整食コード分類（4，3，2-2，2-1，1j，0t，0j）
★プルダウン³　　1よい　　2まあよい　　3ふつう　　4あまりよくない　　5よくない
★プルダウン⁴　　1大いにある　　2ややある　　3ふつう　　4ややない　　5全くない

注1）スクリーニングにおいては，把握可能な項目（BMI，体重減少率，血清アルブミン値（検査値がわかる
　　　場合に記入）等）により，低栄養状態のリスクを把握する。
注2）利用者の状態及び家族等の状況により，確認できない場合は空欄でもかまわない。

＜低栄養状態のリスクの判断＞

　全ての項目が低リスクに該当する場合には，「低リスク」と判断する。高リスクにひとつでも該当する項目があれば「高リスク」と判断する。それ以外の場合は「中リスク」と判断する。

　BMI，食事摂取量，栄養補給法については，その程度や個々人の状態等により，低栄養状態のリスクは異なることが考えられるため，対象者個々の程度や状態等に応じて判断し，「高リスク」と判断される場合もある。

リスク分類	低リスク	中リスク	高リスク
BMI	18.5〜29.9	18.5 未満	
体重減少率	変化なし （減少3％未満）	1か月に3〜5％未満 3か月に3〜7.5％未満 6か月に3〜10％未満	1か月に5％未満 3か月に7.5％未満 6か月に10％未満
血清アルブミン値	3.6g/dl 以上	3.0〜3.5g/dl	3.0g/dl 未満
食事摂取量	76〜100％	75％以下	
栄養補給法		経腸栄養法 静脈栄養法	
褥瘡			褥瘡

栄養ケア計画書（通所・居宅）(様式例)

学籍番号　　　　　　　氏名

氏名：　　　　　　　　　　　　　　　殿	初 回 作 成 日：	年　　月　　日
	作 成（変更）日：	年　　月　　日
	作成者：	

医師の指示	□なし　□あり　（要点　　　　　　　　　　　　）　指示日（　／　）	
利用者及び家族の意向		説明日 年　月　日
解決すべき課題 （ニーズ）	低栄養状態のリスク　　　　　□低　□中　□高	
長期目標と期間		

分類	短期目標と期間	栄養ケアの具体的内容（頻度，期間）	担当者
★ プルダウン ※			
	特記事項		

※①栄養補給・食事，②栄養食事相談，③多職種による課題の解決など

栄養ケア提供経過記録

月	日	サービス提供項目

嚥下調整食試食調査表

年　　月　　日

学籍番号　　　　　　　氏名

献立名	食品名	重量（g）	味，色，香り，飲み込みやすさ，舌触り，容器の工夫等	工夫点

嚥下困難者用食品試食評価表

年　　　月　　　日

学籍番号　　　　　　氏名

嚥下困難者用食品の基準	許可基準Ⅰ	許可基準Ⅱ	許可基準Ⅲ
硬さ（N/m²）	2,500〜10,000	1,000〜15,000	300〜20,000
付着性（J/m³）	400以下	1,000以下	1,500以下
凝集性	0.2〜0.6	0.2〜0.9	－
食品の状態	均質なもの（例えば，ゼリー状の食品）	均質なもの（例えば，ゼリー状またはムース状等の食品）	不均質なものも含む（例えば，まとまりのよいおかゆ，やわらかいペースト状またはゼリー寄せ等の食品）

（厚生労働省　特別用途食品　えん下困難者用食品（とろみ調整用食品を含む）たる許可基準　令和2年消食表第428号　一部改変）

＊嚥下困難者用食品では，やわらかいこと，まとまりがあること，くっつきにくいことが必須の条件とされている。そのために，「硬さ」，まとまりやすさを示す「凝集性」，くっつきやすさを示す「付着性」の3要素が基準に盛り込まれている。

商品名	区分	内容量	エネルギー	味，色，香り，飲み込みやすさ，舌触り，容器の工夫等
（例）○○デザート（あずき味）	Ⅰ	54g	68kcal	とてもやわらかく，飲み込みやすい。味もよく食べやすかった。